脊柱和关节的自我保健

李　伟　陆念祖　主编

科学出版社

北京

内 容 简 介

全书介绍了脊柱和关节相关慢性病,如颈椎病、肩周炎、膝关节炎、腰椎间盘突出症等常见疾病一般知识及自我保养的方法,并将一些常见的健康问题整理出来,请专业医师做出解答。书中还提供了保健穴位、导引锻炼方法和常用食疗法。

本书内容翔实,介绍的治疗经验和保养方法经验证效果良好。本书适用于希望了解专业的健康保养知识来保持健康者,以及有需要的亚健康人群。

图书在版编目(CIP)数据

脊柱和关节的自我保健/李伟,陆念祖主编. —北京:科学出版社,2020.1
　ISBN 978-7-03-062886-2

Ⅰ.①脊… Ⅱ.①李…②陆… Ⅲ.①脊柱病-防治②关节疾病-防治 Ⅳ.①R681.5②R684

中国版本图书馆 CIP 数据核字(2019)第 242300 号

责任编辑:陆纯燕/责任校对:谭宏宇
责任印制:黄晓鸣/封面设计:殷 靓

科 学 出 版 社 出版
北京东黄城根北街 16 号
邮政编码:100717
http://www.sciencep.com

南京展望文化发展有限公司排版
江苏省句容市排印厂印刷
科学出版社发行 各地新华书店经销

*

2020 年 1 月第 一 版　开本:A5(890×1240)
2020 年 1 月第一次印刷　印张:4 3/4
字数:111 000

定价:30.00 元
(如有印装质量问题,我社负责调换)

《脊柱和关节的自我保健》

作者简介

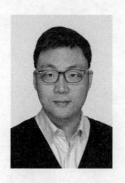

李伟，副主任医师，毕业于上海中医药大学，沪上伤科八大家之一——陆氏伤科第九代传人，上海市非物质文化遗产名录——陆氏伤科代表性传承人，第六批全国老中医药专家学术经验继承人。师承陆氏伤科陆念祖教授，又参师于石氏伤科施杞教授、詹红生教授。

现为复旦大学附属华山医院静安分院中医科副主任，复旦大学中西医结合研究院针推骨伤研究所副所长，上海中医药大学兼职副教授。"中医骨伤科学"上海市中医临床重点学科带头人，上海市中医杏林新星。

现任世界中医药学会联合会骨与关节专业委员会常务理事、中华中医药学会骨伤科分会青年委员、中国中西医结合学会骨伤科分会青年委员、上海市中医药学会骨伤科分会常务委员、上海中医药学会学术流派分会常务委员、上海市医学会手外科分会委员兼秘书。

从事中医骨伤临床工作20年，先后在澳大利亚莫纳什大学、上海中医药大学附属曙光医院进修学习。主要擅长脊柱和关节相关慢性筋骨病的诊治。临床擅于运用银质针、手法推拿、中药治疗肩周炎、颈椎病、腰椎间盘突出症、骨关节炎、骨关节手术后遗症等病症。

《脊柱和关节的自我保健》

前　言

　　在人类历史长河中,没有一个时期像现在这样,人们生活得那么富裕和长寿。随着人们的生活条件的稳步上升,医疗条件的日益提高,人们的寿命越来越长。据统计,2017 年中国大陆人均预期寿命达到 76.7 岁,其中上海人均预期寿命为 83.37 岁,男性 80.98 岁,女性 85.85 岁。长寿与否可以用来衡量一个国家、地区人民生活质量的高低,长寿应该是一件非常幸福的事情。但是随着人们寿命的延长、老龄化社会的来临,以前不常见的老年特有性疾病变得非常普遍,如膝骨关节炎、颈腰椎疾病等。我们的脊柱和关节的功能就像机器的轴承和支架,也是具有使用年限的,年龄增加,脊柱和关节的磨损也一并加剧,使得此类疾病在中老年人中发病率非常高。中国人群中膝关节的骨性关节炎患病率为 9.56%,60 岁以上者达 78.5%,女性多于男性。腰椎间盘突出症的发病率为 1%~3%,全国每年成千上百万的人需要进行脊柱疾病的手术。即使通过手术治疗,有些脊柱和关节疾病也难以治愈、极易复发,导致患者非常痛苦,严重影响患者的生活质量。想了解这些疾病是如何发生的?怎样避免疾病的发生?得了病如何选择合适的治疗?怎样保养使疾病不再复发?为了解答人们这方面的疑惑,我们编写了这本书。

此书编写之用意并非是"探赜索隐,钩深致远",而是希望通过浅显易懂的语言、图片,以及一问一答的形式将这些疾病知识介绍给广大读者,希望做到"治未病",如《灵枢·逆顺》所说:"上工治未病,不治已病,此之谓也",采取适当措施,防止疾病的发生发展,争取做到未病先防和既病防变,使慢性病保持稳定,防止反复发作。

第一至三章介绍关节、颈椎、腰椎相关疾病的常见知识、简单生理构造、保养防治,并就一些常见健康方面的问题做出阐述。第四至六章推荐了常用的保健穴位、导引术如八段锦、练功十八法,最后应许多朋友和患者的需求,推荐药食同源的食物及其做成的药膳。

参编人员均是临床医师,大多是沪上中医骨伤流派——陆氏伤科的传人。编者利用繁忙的临床诊疗间隙,编写了这本科普书籍。希望能提供来自专业医师的建议,做到早保养、早预防、早诊断、早治疗,尽量避免疾病发展到后期给患者带来的巨大痛苦。了解这些疾病的知识是非常有必要的,让关节、腰椎和颈椎"牢固"一些,使用得更长久。

主　编

2019 年 4 月

《脊柱和关节的自我保健》

目　录

第一章

关节篇

第一节 膝关节常见知识

"人老腿先老,腿老膝先衰",膝关节是使用频率最高、负荷最大的关节,也最经不住时间的"磨炼"。人到中年,全身的各大关节和脊柱开始退变。在这些关节和脊柱中出现问题最多及最早的一般是膝关节。因此,每个人应该提早关注,尤其是步入中年以后就应开始重视对膝关节的保护,让膝关节老得慢一些,进而保障自己中晚年的生活质量。

膝关节,就是俗称的膝盖,是人体最大、最复杂的关节,同时也是人体最大的承重关节。随着年龄和体重日趋增长,尤其到了中年以后,由于关节软骨的变性,所以其本身容易发生磨损,而关节的负荷越大,关节软骨磨损程度越严重,膝关节退化也越快。

为了做好日常膝关节的保护,我们要了解膝关节的基本生理解剖特点和常见的膝关节疾病。了解这些基础,才能更加有助于选择合适的膝关节保健方法,从而达到延年益寿的理想状态。

一、膝关节的构成和功能

股骨(俗称大腿骨)与小腿的胫骨、腓骨,还有髌骨(就是大家熟知的膝盖骨)是膝关节的骨性结构。在股骨和胫骨之间有两个大的软骨凹盘,分别称为内侧半月板和外侧半月板。

膝关节的组成部分,除了骨骼和软骨,还有很多其他组织,包括关节囊、交叉韧带、侧韧带、囊韧带、髌韧带、股四头肌肌腱等。

(一) 构成膝关节的骨骼

构成膝关节的骨骼主要包括髌骨、股骨、胫骨等,腓骨虽然不是直接构成膝关节的组成部分,但是膝关节有些韧带与肌肉的附着点都在腓骨上,故将其视为膝关节的一部分。

完全伸直膝关节,顺着膝盖上缘往下,可以触及 1 块圆形骨头,这就是髌骨。髌骨上连股四头肌肌腱,下接髌韧带。髌骨的存在,使股四头肌的力臂增加许多,间接减少了股四头肌的负荷。与髌骨的下面直接构成关节的是股骨远端的内髁与外髁。内髁与外髁形成一个恰似"U"形的凹槽,与髌骨的凸出正好可以形成一个契合的关节。股骨的外髁比内髁更为凸出,从而使得髌骨不易向外脱位。髌骨与股骨内、外髁形成关节的平台,便是胫骨平台,胫骨平台,股骨内、外髁和髌骨的表面均被非常光滑的透明软骨所覆盖。这样光滑的特殊构造,使得人体可以有平滑且不痛的正常关节运动。而俗称骨刺*的退行性关节病,其根本原因就是这种特殊关节面软骨的磨损与功能的丧失。

(二) 构成膝关节的半月板

在胫骨平台软骨与股骨内、外髁软骨的中间,还有一种形似半月形的半透明物质,我们称其为半月软骨(半月板)。半月板是一

---

* 骨刺,即骨质增生。

种纤维软骨,与关节面上面的软骨构造不同,这个特殊的构造可以缓冲运动所产生的巨大冲力,从而减少冲力对关节面软骨的伤害。但若这些巨大的冲力超出了半月板的极限,便会产生半月板的破裂,从而引发关节疼痛,膝盖伸不直、蹲不下来,或膝关节肿胀。另外,半月板外侧较厚,内侧较薄,加深了关节的接触,也加大了关节面的接触,增加了膝关节的稳定度,半月板同时也有助于关节液的循环与润滑。若无半月板存在,则膝关节的润滑度会减少 1/5 以上,人体膝关节的负荷将增加 40%左右,可见其重要性。

(三) 构成膝关节的韧带

膝关节内含有两组重要的相互交叉的韧带,即交叉韧带,因彼此的相关位置像汉字的"十"字,故通俗称作十字韧带。前交叉韧带限制胫骨平台向前方滑动,而后交叉韧带限制胫骨平台向后方滑动。若前交叉韧带的功能丧失,则阻止胫骨平台向前滑动的负担便落在半月板的身上。交叉韧带的伤害常发生于各种运动损伤中,如羽毛球、篮球、爬山、排球、足球、跑步、跆拳道等运动损伤。在损伤的一瞬间,有些人直接就可以听到"啪"的一声响,然后便无法继续运动了,如果强撑着运动,就会产生膝关节不稳的感觉。有些人会觉得站立时还好,但走路时只要稍微走得不对,便会感觉好像扭到,随之膝关节感觉要软下去一样,即"打软腿"的感觉。我们可以借用双手手势来形容这样的情况,那就是以左拳头代表大腿,右拳头代表小腿,两个拳头间彼此移动,这就是韧带损伤后的感觉。如果同时合并半月板的损伤,常常会有膝关节疼痛或膝关节感觉被什么东西卡住,导致伸不直。交叉韧带损伤后若没有好好治疗,膝关节不稳定继续存在,久而久之,便会造成关节软骨损伤,进而形成退化性膝关节炎。

（四）构成膝关节的肌肉

很多重要的肌肉环绕在膝关节周围，其中最为重要的两组肌肉就是位于大腿前方的股四头肌和位于大腿后方的大腿后肌。这两组肌肉彼此协同合作，在各种膝关节的活动（如弯曲、伸直膝关节，以及不同速度的膝关节运动）中，这两组肌肉有一定的参与百分数。若此百分数不正常，如大腿后肌太强或太紧，便会造成髌股关节压力上升，引起疼痛。此外，膝关节受伤造成膝肿胀，大腿前方的股四头肌太弱，也会导致相同的结果。此外，股四头肌与后交叉韧带共同合作，防止胫骨后移。因此，后交叉韧带损伤或膝关节受伤的患者，医师常要求患者训练加强股四头肌，就是这个道理。

膝关节在人类进化史上属于较晚演化的结构，相对于其他人体结构来说，膝关节是一个非失败的演化结果。当人类从爬行动物（四肢着地）进化为类人猿直至后来的人类，膝关节承担人体的重量由一半突然变为全部，膝关节接受得比较仓促，这直接导致许多膝关节韧带及软骨的问题。

二、膝关节常见疾病的防治

（一）膝骨关节炎

膝关节是所有关节中返修率最高的关节，最常见的症状就是膝关节疼痛。膝关节的疼痛除了因为膝关节内的各种病损，也会因各种关节外因素导致。同时，膝关节疾病所产生的症状一般特异性不强，如疼痛、关节交锁（膝关节活动时，在稍屈位突然感到有异物卡在关节内，锁住关节，不能屈伸且伴疼痛。经自行活动或牵拉下肢，听到弹响声后解锁，关节又能伸屈自如）、"打软腿"等症状,既可能是因为半月板或交叉韧带损伤引起,也可能是因为髌股关节面损伤、胫股关节面损伤、关节软骨退变等引起,甚至可能仅因为异常增生的滑膜嵌顿而引起。膝关节病主要包括膝关节骨性关节炎、膝关节滑膜炎、髌骨软化、半月板损伤等。

膝关节骨性关节炎,又称膝关节骨关节病、退行性关节炎、增生性关节炎、老年性关节炎等。它是一种从软骨退行性病变开始而累及骨质、滑膜等关节结构的慢性损伤性疾病,伴随修复通常有炎症过程,故称为骨性关节炎。临床上以中老年发病最常见,女性多于男性。该病是引起中老年人膝关节疼痛和关节功能障碍的常见疾病。

1. 膝关节骨性关节炎的发病原因

(1)慢性劳损:长期姿势不良,过度运动,过度负重,导致膝关节软组织的损伤。

(2)肥胖:体重的增加和膝关节骨性关节炎的发病呈正比。肥胖同时也是使病情加重的因素。相反,肥胖者的体重下降则可以减少膝关节骨性关节炎的发病。

(3)骨密度:当软骨下骨小梁变薄、变僵硬时,其承受压力的耐受性就减少,因此,骨质疏松患者出现骨性关节炎的概率较大。

(4)外伤:如骨折,软骨、韧带的暴力损伤。

2. 膝关节骨性关节炎的表现

(1)发病缓慢,多见于中老年肥胖女性,往往有劳累史。

(2)膝关节活动时疼痛加重,其特点是初起疼痛为阵发性,后为持续性,劳累后及夜间加重,上下楼梯时疼痛明显。

(3)膝关节活动受限,甚至跛行。少数患者可出现关节交锁、膝关节积液等现象。

（4）膝关节活动时有弹响、摩擦音，少数患者膝关节肿胀，病程长的可出现膝关节畸形。

3. 膝关节骨性关节炎的诊断要点

① 近 1 个月大多数时间有膝关节疼痛；② 关节活动时有骨响声；③ 晨僵<30 分钟；④ 年龄≥38 岁；⑤ 膝关节检查有骨性肥大；⑥ X 线示关节边缘骨赘。

满足①②③④，或①②⑤，或①④⑤，或①⑥，可诊断为膝关节骨性关节炎。

4. 膝关节骨性关节炎的治疗

（1）非手术治疗（保守疗法）：针灸、推拿、物理治疗、注射疗法和中药治疗等。

（2）手术治疗：膝关节镜下探查并清理术、膝关节置换术（人工膝关节置换术是通过手术将病损的膝关节部分或全部由人工制造的关节部件代替，将已磨损破坏的关节面切除，植入人工关节，使其恢复为正常平滑的关节面）。

（二）髌骨软骨软化症

髌骨软骨软化症是髌骨软骨面因各种原因导致的慢性损伤后，软骨出现肿胀、破碎、脱落，久而久之，与之相对应的股骨髁软骨也发生相同病理改变，最终形成髌股关节部位的骨关节病。

髌骨软骨软化症，中医学称之为"髌骨劳损"。有些人长时间行走时，常常感觉一侧的膝关节酸软无力。可能短时间内走路没有什么问题，但是时间久了或者久坐后站起来，又或者是上下楼梯时会感觉到膝盖里有"咔咔"的声音，这种情况通常伴随着疼痛，半蹲时（如用蹲坑上厕所时），这些症状会更加严重。这些症状看似是一种中老年膝关节的退行性改变，但许多年轻人也会有。有些不常运动的人由于症状轻微而不当回事,也有一些人以为是缺钙、骨质疏松、骨质增生或关节炎,其实这有可能就是髌骨软骨软化症。通过调查,专家发现髌骨软骨软化症患病率达40%,尤以30～40岁的女性最为常见。这种问题,如果不及早治疗和加以干预控制,便会引起进一步的退行性病变。

髌骨与股骨内、外侧髁,股骨髁间窝形成髌股关节。当膝伸直而股四头肌松弛时,髌下部与股骨髁间窝轻轻接触;当膝屈至90°时,髌上部与髁间窝接触;当膝全屈时,整个髌骨的关节面紧贴髁间窝。膝关节在反复伸屈中,髌股关节面之间不断摩擦、互相撞击,致使软骨面被磨损而致本病。时间长了易引起磨损性损伤,出现活动不便、退变、跛行、残疾等,如果用手按压膝关节前方的髌骨,常有特殊的钝痛和摩擦感。本病多发生于青年人,如田径运动员、登山运动员、舞蹈演员等。

1. 髌骨软骨软化症的发病原因

(1)先天性髌骨发育异常。

(2)膝关节长期磨损,是本病的常见原因。

(3)各种原因所致关节滑液成分异常。

2. 髌骨软骨软化症的临床表现

青年运动员多见,初期为髌骨下疼痛,稍加活动后缓解,运动过久后又加重,休息后渐消失;髌骨边缘压痛,伸膝位挤压或推动髌骨可有摩擦感,伴疼痛。后期髌股关节形成骨关节病时,可继发滑膜炎而出现关节积液。病程长者,可出现股四头肌萎缩。

3. 髌骨软骨软化症的治疗

治疗以非手术治疗为主,如制动、物理治疗、抗炎、关节腔封闭等。经过严格的非手术治疗无效或有先天畸形者,可行手术治疗。

髌骨本身没有血液和淋巴液供应,因此损伤后恢复很慢,会给治疗带来困难。初期出现膝痛或伴有膝关节的肿大,应该尽量避免进行负重时的膝关节屈伸活动,以免髌股关节过度摩擦而加重症状,应该注意休息,再进行一些适当的锻炼,以静力收缩膝盖或抗重物直腿上抬操练为主,以此来维持大腿前面肌肉的张力。如果出现脂肪垫或髌骨周围的软组织反应性的炎性增厚或痉挛,可行中药热敷、贴膏药及针灸推拿等治疗,都可以起到很好的治疗作用。

(三)半月板损伤

半月板是月牙形纤维软骨,内侧半月板较大,近"C"形;外侧半月板小而厚,近"O"形,周缘较厚,中央薄而游离。半月板的作用是减少摩擦和震动,使压力均匀分布。半月板损伤多见于运动员、矿工、搬运工,男性多于女性,多数患者有明确的膝外伤史。长期从事蹲位或半蹲位工作,如汽车修理工反复蹲下、起立,半月板磨损严重,也会造成半月板损伤。

1. 半月板损伤的病因

半月板损伤多由扭转外力引起。当一腿承重,小腿固定在半屈曲外展位时,身体及股部猛然内旋,内侧半月板在股骨髁与胫骨之间,受到旋转压力,而致半月板撕裂。扭伤时膝关节屈曲程度愈大,则撕裂部位愈靠后,外侧半月板损伤的机制相同,但作用力的方向相反。

2. 半月板损伤的临床表现

半数以上的病例有膝关节"扭伤"史,伴有膝关节肿胀、疼痛和功能障碍。疼痛是常见的表现,通常局限于半月板损伤侧,个别外侧半月板撕裂可伴内侧疼痛,有的患者自觉关节内有响声和撕裂感,膝关节不能完全伸直。膝部广泛的疼痛多与积液或关节积血使滑膜膨胀有关,这种疼痛可逐渐减轻,但不能消失。肿胀见于绝大多数患者,损伤初期肿胀严重,随时间的推移,肿胀逐渐消退,以后发作肿胀减轻。

半月板损伤分为急性期和慢性期。急性期是指受伤后关节剧痛,不能自动伸直,不能负重行走,关节肿胀,有积血。休息 2~3 周后,肿胀渐消,关节功能逐渐恢复,但可再发(出现膝部疼痛和肿胀,比首发轻)。慢性期是指膝关节隐痛,时轻时重,走路感到关节不稳,可出现关节弹响、膝无力、关节交锁等症状。

3. 半月板损伤的诊断

膝关节间隙处的压痛是半月板损伤的重要依据。

(1)多数患者有膝关节扭伤史。

(2)伸屈膝关节时,膝部有弹响声。

(3)检查时可发现股四头肌萎缩,膝关节间隙有压痛,膝关节不能过伸或过屈。

(4)部分病例半月板弹响试验和研磨试验阳性。

4. 半月板损伤的治疗

如关节有明显积液(或积血),应在严格无菌操作下抽出积液;如关节有交锁,应用手法解除交锁。如经非手术治疗无效,症状和体征明显,诊断明确者,应及早行手术切除损伤的半月板,以防发生创伤性关节炎。

(四)滑膜炎

膝关节滑膜炎是指膝关节受到急性创伤或慢性劳损时,引起滑膜损伤或破裂,导致膝关节腔内积血或积液的一种非感染性炎症反应的疾患。它可分为急性创伤性滑膜炎和慢性损伤性滑膜炎。急性创伤性滑膜炎多发生于爱运动的青年人;慢性损伤性滑膜炎多发于中老年人、身体肥胖者或膝关节过度负重者。

1. 滑膜炎的发病原因

当膝关节直接受到暴力外伤;长期负重,致慢性劳损;间接膝关节扭伤;手术过程中的损伤;剧烈体育活动或超强度训练,不正确的动作习惯;膝关节本身退变;膝关节反张;甚至穿鞋不当均可引起滑膜炎。

2. 滑膜炎的临床表现

急性损伤表现为膝关节血肿。膝关节血肿一般是在伤后即时或之后 2 小时内发生,膝及小腿部有广泛的瘀血斑。触诊时皮肤肿胀处有紧张感。常有全身症状,如瘀血引起的发热,局部较热。本病常是其他损伤的并发症。慢性劳损或损伤性膝关节滑膜炎多由急性膝关节滑膜炎处理不当转为慢性所致,临床上多见于老年人,多伴有膝内翻、膝外翻或其他膝部畸形的患者,或有膝关节骨质增生者等。

3. 滑膜炎的诊断

对膝关节积液多或反复出现积液者,可做关节积液检查,它能反映出滑膜炎的性质及其严重性。故关节穿刺和滑液检查对膝关节滑膜炎的诊断和鉴别诊断,均有重要参考价值。

4. 滑膜炎的治疗

(1)穿刺疗法:关节积液较多、张力大时,可进行关节穿刺,将积液和积血完全抽净,并向关节腔注射透明质酸钠。透明质酸钠是关节滑液的主要成分。

(2)固定与练功疗法:早期应卧床休息,抬高患肢,可用弹力绷带加压包扎,并禁止负重。治疗期间可做股四头肌舒缩活动锻炼,后期应加强膝关节的屈伸功能锻炼,这对消除关节积液,防止股四头肌萎缩,预防滑膜炎反复发作有一定疗效。

（五）膝关节炎的预防

（1）注意膝关节保暖，尽量穿着长裤，不要把膝关节直接暴露在冷空气中。

（2）可热敷，以改善血液循环，减轻膝部不适，缓解膝部疼痛和肌肉痉挛，减轻肿胀。热敷以湿敷为好，如热气浴、温泉浴、矿泉浴、漩涡浴；也可用热毛巾湿敷。但应注意如果膝关节有红肿时应停止热敷。高血压、心脏病者慎用此法，夏天气温高时更需注意。

（3）要劳逸结合，避免关节过度负重，长时间处于某一体位，特别是膝关节屈曲小于90°，不要久坐、久站。应适当活动膝关节，如多游泳，坚持多骑自行车，少走路，尤其是少上下台阶及走不平坦的路。

（4）肥胖者应节制饮食，减轻体重，减少膝关节的承重，多摄取含蛋白质、维生素及矿物质丰富的食物。

（5）不良姿势者应尽量予以纠正，使用手杖、拐杖以减轻关节负重。

（6）合理使用支具、夹板、护膝带、弹性黏带，增加关节的稳定性。

（7）按摩、推拿关节周围。方法很多，如推、拿、搽、旋髌、搓髌、搽髌。

（8）加强膝部力量锻炼。

（9）加强膝关节活动范围训练，如膝疼痛影响正常生活时就要到医院进行检查、治疗。

第二节　肩关节常见知识

我们熟知有一个成语叫"肩负重任"，在生活、工作中，我们常常"肩"负重任,可见肩部的力量和能力之大。肩关节在日常活动中有着不可替代的重要作用,是上肢与躯干连接的部分,也是上肢最大、最灵活的关节。然而肩关节很脆弱,很多疾病都发生在肩关节,如发病率很高的肩周炎、肩关节脱位等。如果想要保护好肩关节,首先要了解肩关节的特点。

一、肩关节的构成和功能

肩关节是一个非常复杂的关节,包括臂上部、腋窝、胸前区及肩胛骨所在的背部区域等。肩关节虽然是人体活动范围最大、最灵活的关节,却并没有想象中那么稳定,常常一个用力过猛、动作失当就容易受伤。肩关节一旦受伤通常很难完全复原,并且在受伤后因缺乏活动,可使原本灵活的肩关节活动更加受限。

肩关节由锁骨、肱骨和肩胛骨构成,其中有许多肌肉、韧带、软骨、神经等通过。

肩关节周围肌肉众多,覆盖在肩关节表面。让肩关节看起来强壮厚实的肌肉有三角肌、胸大肌和斜方肌。除此之外,还有位于中层的胸小肌、前锯肌、肩胛提肌、菱形肌、大菱形肌、肱二头肌、喙肱肌、肱三头肌;位于深层的冈上肌、冈下肌、大圆肌、小圆肌、肩胛下肌。这些肌肉各司其职,它们的收缩和松弛驱动着肩关节的运动,在一定程度上起到了稳定关节的作用。根据运动功能可将这些肌肉分成三个部分:肩袖肌群,主要负责上臂的转动;前部肌群,主要负责上臂的上抬和下落,协助转臂;后部肌群,同样负责上臂和肩部的上抬、下落和转动。

肩关节周围的韧带有喙肱韧带、盂肱韧带、肱骨横韧带,起着稳定肩关节的作用,就像是坚韧的登山绳,虽只占很少的空间,但却提供坚固的连接。

肩关节运动包括肩胛骨的运动及盂肱关节的运动。

肩胛骨的运动包括上提、下拉、内旋、外旋、前伸、后伸,盂肱关节的运动包括前屈、后伸、内收、外展、内旋、外旋,两者结合使肩关节可以完成三轴运动:冠状轴上的内收和外展,矢状轴上的前屈与后伸,垂直轴上的内外旋及环转。下面将分别介绍肩关节的前屈、后伸、内收、外展、内旋、外旋及环转。

在日常生活中,肩关节最常见的位置是中立位。中立位是肩关节所有活动(前屈、后伸、内收、外展、内旋、外旋及环转)的基准,也被称为肩关节0°位,即上肢自然下垂于身体两侧,肘部伸直,肌肉放松,肩胛骨轴线与身体冠状面约呈30°夹角,肩胛盂朝向前外方,肱骨处于与重力线平行,轻度内收或外展位(内收或外展均<10°)。

前屈活动:肩关节从中立位向前,在矢状轴上抬高,称为前屈。运动范围:120°~180°。

后伸活动:与前屈活动相反,肩关节从中立位向后,在矢状轴上抬高,称为后伸。运动范围:40°~60°。后伸运动时由于肱骨头与喙突相接触,以及关节囊前壁的限制,后伸运动范围小于前屈。

内收活动:肩关节在冠状轴上从中立位向躯干内侧运动称为内收。运动范围:20°~40°。内收时由于肱骨头上移并受到躯干的阻碍,其运动范围较小。

外展活动:肩关节在冠状轴上从中立位向躯干外侧运动称为外展。运动范围:150°~180°。

内旋活动:肩关节在垂直轴上向躯干内侧旋转称为内旋。运动范围:45°~70°。

外旋活动:肩关节在垂直轴上向躯干外侧旋转称为外旋。运动范围:45°~60°。

环转活动：肩关节在矢状面上环转。运动范围：360°。

伸手、举手、拍手动作需通过肩关节将手置于正确的空间范围，才能顺利完成。运动时，肩关节将身体的力量传递给上肢，我们才能如此轻松。肩关节是连接躯干和上肢的枢纽，保持肩关节正常的活动度是发挥肩关节功能的基础。只有当我们拥有正常健康的双肩时，才能肩负重任。一旦肩关节出现问题，各种肩部疾患随之而来，带来痛苦的同时，也会降低生活质量。接下来让我们一起了解肩关节常见的疾病及保健方法。

二、肩关节常见疾病的防治

（一）肩周炎

肩关节周围炎，简称肩周炎，又称"五十肩"、粘连性肩关节炎、冻结肩等，是发生于肩关节周围肌肉、肌腱、滑囊和关节囊等软组织的慢性无菌性炎症。临床表现主要为肩周疼痛和肩关节活动障碍。为什么叫"五十肩"呢？因为该病好发于 40~60 岁的中老年人。该病也叫"冻结肩"，因为肩周炎进入慢性期后，肩关节内炎症粘连，使肩关节活动度大大受限，肩关节呈冻结状态，致使日常生活中的穿衣、梳头等动作均感困难。

肩周炎发病率很高，容易发生在女性身上，女性与男性的发病比例是 3：1，病发可以是单侧，也可以是双侧。据统计，约有 80% 的成年人都曾有过不同程度的肩痛经历。慢性肩关节疼痛已成为继慢性头痛、慢性腰痛之后的第三大疼痛。其主要病因与自身免疫、全身代谢息息相关。然而，肩痛作为一种常见症状往往容易被忽视，大多数患者选择忍一忍就好了，常常延误治疗，导致病情加重。那肩周炎该如何重视、如何治疗呢？

治疗方面，不同病程时期的患者治疗方法不同。

1. 急性期

（1）急性期的患者，不能盲目锻炼，首先需要将患肢制动。因为得了肩周炎后软组织正处于水肿、肿胀、充血、渗出的时期，继续勉强劳动或者大幅度锻炼，会加重损伤，应该休息静养，有利恢复。

（2）避免寒冷，加强热敷，这是一个简单有效的办法。洗澡时多用热水冲洗局部，或者用暖宝宝、热毛巾、热水袋热敷都是便捷而又经济的方法，可以促进肩部血液循环，解除肩背部肌肉痉挛，减轻疼痛等。需注意的是，应用热敷法调治肩周炎关键在于一个"热"字，尽可能把控好适宜的温度，防止烫伤。热敷后应立即擦干、擦净皮肤，穿好衣服，注意保暖，防止局部风寒侵袭和受凉感冒。

（3）急性期挤压按摩往往会加重软组织水肿，反而适得其反。此期可进行轻柔按摩，因轻柔按摩有一定舒缓作用，但不要频繁或用力按摩。

（4）合理使用药物。很多人惧怕用药，担心药物副作用，其实这种顾虑是不必要的。药物可以快速地控制疼痛，促进炎性反应消退。常用药物包括口服非甾体抗炎药物，即有消炎止痛功效的药，配合活血止痛中成药，辅助外用药物（如喷剂、软膏和贴膏），往往都能取得比较好的疗效，而且要坚持治疗一段时间。

（5）有些病例可以采取封闭治疗。

（6）适当合理的物理治疗有助于肩周炎疼痛的缓解和病情的恢复。

2. 恢复期

肩周炎患者在经历急性期，进入恢复期时，功能锻炼能够防止肌肉发生粘连、萎缩和痉挛，恢复肩关节功能，因此坚持主动锻炼是康复的关键。

双手爬墙法:五指伸直,手指与手掌贴于墙壁上,逐渐伸直肘关节,身体逐渐向墙壁靠拢直至贴紧墙面,这样的动作每天都做,但次数不要多,每日 3~5 次即可,以免损伤肩部肌腱。

梳头法:患者双足并立,挺胸收腹。患侧手臂上举,缓慢举过头顶,肘关节屈曲,指尖摸向对侧耳尖,然后缓缓下滑绕过头顶,经过后脑勺和后颈部后缓缓放下,类似于梳头的动作。

健手拉患手法:患者双足并立,挺胸收腹。患侧手臂挽到身后,手背贴于躯体,用健侧手拉住患侧手尺侧,向对侧和上部牵拉,拉到极限,放松。重复以上动作。

以上锻炼方法,很好地维持了上举、后伸、旋后等各个方向上的功能。

很多患者都知道肩周炎能自愈的说法。肩周炎确实是一种可以自愈的疾病,虽然肩周炎会对生活造成一定影响,但其病程一般 3~24 个月,但也不能因此就拒绝就医,恰当的治疗可以缩短病程并缓解病情。

有些患者不知道肩痛该去哪里看病。很多患者认为骨科是治疗骨折的,非骨折的伤病往往只是简单地以止痛药物治疗,因此,大部分患者在一番寻医问药后会选择看中医骨伤科。陆氏伤科是上海市非物质文化遗产名录,是上海伤科八大家之一。陆氏伤科陆念祖主任是上海市名中医、陆氏伤科第八代传人、陆氏伤科代表性传承人,对肩周炎的治疗有着独到的见解和丰富的经验。陆念祖主任临床上将肩周炎根据病程分类论治,擅长以银质针行温针灸治疗,结合肩部松解手法和功能锻炼,对肩周炎的治疗颇为灵验。

对于已有的肩周炎要积极治疗;对于未发生的疾病,也应积极预防。如何预防肩周炎,现教大家几个方法。

1. **注意防寒保暖**

由于自然界的气候变化,寒冷湿气不断侵袭机体,可使肌肉组织和血管收缩,肌肉较长时间的收缩易引起肌细胞的纤维样变性、肌肉收缩功能障碍而引发各种症状。因此,在日常生活中注意防寒保暖,特别是避免肩部受凉,对于预防肩周炎十分重要。

2. **加强功能锻炼**

对肩周炎来说,特别要注重关节的运动,可经常练习太极拳、太极剑,或在家里、小区里使用拉力器或者社区中常见的保健器械进行运动,加强肌肉力量,但要注意运动量,以免造成肩关节及其周围软组织的损伤。

3. **纠正不良姿势**

对于经常伏案工作的人,应避免长期的不良姿势造成慢性劳损和积累性损伤,因此,纠正不良姿势和定时活动、舒展筋骨尤为重要。

4. **注意相关疾病**

注意容易引起继发性肩周炎的相关疾病,如糖尿病、颈椎病、肩部和上肢损伤、胸部外科手术,以及神经系统疾病。患有上述疾病的人要密切观察是否产生肩部疼痛症状,肩关节活动范围是否减小,并应开展肩关节的主动运动和被动运动,以保持肩关节的活动度。

5. **对健侧肩积极预防**

对已有肩周炎的患者,除积极治疗患侧外,还应对健侧进行预防。有研究表明,有40%的肩周炎患者患病5~7年后,对侧也会发生肩周炎;约12%的患者,会发生双侧肩周炎。因此,对健侧也应采取有针对性的预防措施。

（二）肩袖损伤

由于肩周炎的普遍发生和人们对肩痛认识不够，长期以来，很多人把肩痛等同于肩周炎，常常延误治疗，导致病情加重。临床上有些患者甚至一进诊室就说："医生，我得了肩周炎，肩膀痛得不得了，什么家务也没法干了，您给我开点膏药吧。"肩膀痛就一定是肩周炎吗？其实不然。临床上最为常见的两种肩部疾病，一种是肩周炎，还有一种就是肩袖损伤，占肩痛患者的 20%～30%，是肩部发病率较高的疾病。导致肩袖损伤的病因很多，目前认为主要是由"退变"和"撞击"两种因素共同造成。其内在因素是肩袖肌腱随增龄而出现的组织退化，以及其在解剖结构上存在乏血管区的固有弱点，而创伤与撞击则加速了肩袖退化和促成了断裂损伤的发生。

由于两者都会引起肩痛，故肩周炎与肩袖损伤常被混淆。那如何区分肩周炎和肩袖损伤呢？首先，最简单的方法是区分两者的疼痛部位。肩袖损伤的肩痛有别于肩周炎的肩痛，肩周炎常表现为整个肩膀痛，并没有固定的压痛点，而肩袖损伤有明显的压痛点，常见于肩前方痛，位于三角肌前方及外侧，受伤前肩部无疼痛，伤后肩部一时性疼痛，隔日加剧，夜间或活动后症状加重。其次是关节活动度的区别。肩周炎患者的肩关节各个方向活动受限，主动活动和被动活动范围相近，需要多活动，否则肌肉会萎缩。而肩袖损伤患者往往可以抬肩。长期、反复的抬肩动作导致肩袖组织磨损而出现损伤。如果是肩周炎，通过锻炼可以练好，但肩袖损伤时越锻炼会越严重，如果让肩袖损伤患者继续进行锻炼，或人为强行手法松解肩关节，可能会造成肩袖组织裂口继续扩大，加重病情，严重时甚至会致残。早期接受微创治疗效果理想，如果撕裂进一步扩大，治疗起来就相对较为复杂，就像衣服上有个小洞，如果长期不补就会使小洞变成大洞，甚至可能需要手术治疗。因此，到专科诊室先做明确诊断十分重要。

对于这类疾病,国内外通行的治疗方式有两种,即保守治疗和手术治疗。一旦出现肩痛,应注意休息,停止运动,并改变运动方式,尽量不要把手举过头顶;在肩痛初期,肩袖损伤可能还只是个"小洞",可遵医嘱使用针灸推拿治疗、消炎镇痛药、外用药,或在肩峰下间隙进行封闭注射治疗。如果保守治疗3~6个月,病情没有明显缓解甚至加重,则应考虑手术治疗。手术治疗在肩袖损伤的治疗中占有重要地位,目的在于减轻疼痛及恢复肩关节功能,方式可分为开放手术和关节镜下手术。对于大多数患者来说,微创手术就能修补好肩袖损伤,帮助患者回归独立,过高质量的生活。微创手术的原理就是通过关节镜把撕裂肩袖组织缝在一起,具有创伤小、康复快、并发症少等特点。如果通过关节镜检查发现肩袖损伤已经变成"大洞",那么就要考虑更换肩关节了,这种开放式手术必然创伤较大。肩肘外科医生会结合损伤分级及患者要求等情况来决定手术方式,术后需保护肩袖4~6周,允许腕关节和肘关节的被动活动,需按要求分期进行康复锻炼。

有些患者看了相关的科普读物后,可能认为肩袖损伤与肩周炎并不难区分,但是不能妄下诊断。肩关节结构复杂,即使是医生,如果对肩关节解剖与力学不熟悉,也非常容易误诊。单纯X线片及CT检查无法判断是否有肩袖损伤,通常需要临床症状结合磁共振(MRI)检查才能知晓。因此,肩痛不一定是肩周炎,先别着急盲目治疗,应第一时间到医院找专科医生诊断清楚。一旦误诊,不但会影响疾病的早期治疗和功能康复,还会导致病情加重。

(三)肩关节脱位和不稳

肩关节不稳在肩关节疾病中发病率排第三。由于外伤或关节结构退变,以及肩关节本身活动度大,稳定性相对较差,肩关节易发生脱位或半脱位。患肩会产生疼痛,活动障碍,功能受限,有的会发生习惯性肩关节脱位。如不及时治疗,会发生骨头缺损,关节表面破坏,给后期治疗带来困难,甚至会变得非常棘手。

肩关节脱位主要指的是肱骨头与关节盂之间的脱位,包括前脱位和后脱位,主要由外伤引起。肩关节脱位是最常见的脱位,约占40%以上,而运动创伤通常是肩关节脱位的高发病因。常见引起脱位的动作包括极度外展、外旋或单纯极度外旋。

一般来说,专业运动员通过专业训练后三角肌较发达,脱位的概率相比普通人较低;而普通人没有专业训练肩部三角肌,因此,运动、车祸及暴力伤极易引发肩关节脱位。发生肩关节脱位时,患肩出现疼痛、肿胀、活动障碍,出现"方肩"畸形,手不能触碰对侧肩部。出现以上情况最好第一时间到医院就诊,在专业医师的指导下复位,一般初发脱位到复位的时间不要超过 24 小时,不恰当的自行复位或置之不理,极易引起骨折或陈旧、锁定型脱位,给后续治疗带来麻烦。因此,初次脱臼复位很关键。

通常发展到习惯性肩关节脱位共有三个阶段,即初次脱位、复发性脱位、习惯性脱位。不恰当地处理初次脱位会引起复发性脱位。常见的不当处理是患肩脱位复位后没有进行合理的固定制动。而且复发性脱位不进行手术治疗,极易发展为习惯性脱位。习惯性脱位一般指手臂在活动到某角度时就发生脱位,而这种类型的脱位常常已经伴随着关节盂唇及关节囊严重撕裂、退缩或者缺损,以及关节盂和肱骨头的骨缺损。这个阶段的肩关节脱位,需要通过 CT 检查确定骨缺损的程度后才能知道是否可以通过微创关节镜方式完成对脱位的修复。

以上提到的三种肩关节疾患,发病率几乎占了肩关节疾病的

70%，甚至更多。但是除此之外，仍然有很多疾病都会引发肩痛，不仅只是以上提及的几种。肩关节的疼痛一般有以下几种原因：第一，由于退变引起的，像慢性疾病、劳损性疾病。第二，很可能是由肩关节局部疾病引起的。另外，像类风湿、风湿疾病都可能体现在关节上。第三，肩关节的肿瘤也有疼痛指征。第四，外伤导致疼痛，这种痛指向性明显。第五，放射性疼痛，像心脏病、腹膜后疾病，可以引起肩关节放射性疼痛。常见的肩部附近部位病变，如颈椎病同样会引起肩背的疼痛。由此可见，引起肩关节疼痛的疾病涵盖了多个系统，其治疗方法也有很大的区别，疼痛是身体的一个最基本信号，说明有疾病了，需要引起重视，切不可忽略。而具体疾病是什么，就要让专科医生来诊断治疗。

第三节　关节保健常见问答

一、为什么膝关节相较于其他关节更容易出问题呢？

答：第一个原因是膝关节是人体负重最大的关节，人到中年以后，膝关节附近的肌肉、韧带等组织开始退变，不再年轻。举个例子，膝关节就好比是一辆汽车，开久了，这辆车自然就开始老化，如果平时还不怎么爱护这辆车的话，这种情况会更加严重。第二个原因跟现代科技发展有关系。人们出门有汽车、自行车，上楼有电梯等，工作主要就是在办公室坐着，缺少运动自然导致人为的膝关节退行性改变。第三个原因是对膝关节不合理的使用，如过度爬山等运动。

二、膝关节的保健锻炼，主要锻炼哪方面呢？

答：膝关节的组成不仅有骨骼，还有肌肉、韧带及关节软骨。因此，锻炼就要从膝关节的组成部分入手，考虑到膝关节骨骼和韧带无法直接进行锻炼，故重心应放在对膝关节的肌肉锻炼上，从而间接地对骨骼和韧带进行锻炼。膝关节的肌肉锻炼主要是锻炼大腿前侧、膝关节上方的股四头肌及大腿后侧的股二头肌。

三、如何通过各种各样的运动来达到养护膝关节的目的？

答：虽然上班族及退休老年人的活动受场地限制，但可以利用墙壁、桌子、椅子等进行膝关节的肌肉锻炼，如进行扶椅深蹲。

扶椅深蹲，不仅只是扶椅子，从广义来讲，主要就是利用身边的物体进行膝关节锻炼，如扶着家中的桌子或者墙，甚至扶着外边的树都可以做。方法就是扶着椅子慢慢蹲，越慢越好，起的时候也一定要慢慢起，每天蹲 10~20 次就够了。比如说今天蹲到蹲不下去就不蹲了，以后慢慢进步，千万不要强求。

四、现在社区有很多健身器材，通过什么样的健身器材可以锻炼我们的膝关节？

答：小区的很多健身器材是围绕着一些关节功能锻炼而设计的，比如说我们在健身器材中可以看到蹬腿器械和挑腿器械，这是两款非常有利于提高腿部功能的器械。蹬是一个练习，屈也是一个练习，然而我们很多人把这个练习做错了（很多人都是慢慢地蹬起来，然后很快就退了回去，其实这样是不对的）。正确的做法应该是刻意地用股四头肌或股二头肌去发力，要慢慢地退回去，这样可以锻炼每一个角度的肌肉群。这个动作首先要求腿必须蹬直，然后慢慢收起来，再慢慢退回去。

五、锻炼股四头肌最好的方法是什么呢?

答：没有最好的办法，只有最合适自己的锻炼方法。这里教两个方法以供参考，第一个是挑腿锻炼，这个练习正确的做法是站立位时把脚勾起来，然后将腿伸直，并抬到最高点，慢慢放下，这个动作可以让股四头肌得到有效的锻炼。另外一个方法是静力练习，就是把站立位腿慢慢抬起来，抬到水平位置，保持 5~8 分钟，膝关节会变酸、变胀、变热，这个对老年人的上下楼腿疼、行走疼是非常有效的。这个相当于是负重训练，可根据自己腿部的力量和伤病的情况，选择锻炼强度。我们可以开始坚持时间短一点，慢慢地增加时间。

六、对膝关节的自我按摩方法有哪些?

答：自我按摩方法分六个步骤。

第一步为按揉压痛点。发生膝关节疾病时，在膝关节周围容易出现一些压痛点。所谓的压痛点就是用拇指按压的时候，有一些部位比较疼痛，这个部位往往就是病变所在。找到压痛点以后，可以用拇指由轻到重进行按揉，有酸胀感最合适，每个压痛点按揉 2 分钟左右。

通过按揉可起到促进局部血液循环的作用，还可以有一定的止痛作用。

第二步为按揉膝关节 5 个穴位(血海、梁丘、阳陵泉、阴陵泉、足三里)。血海定位方法是屈膝，在大腿内侧，髌底内侧端上 2 寸，当股四头肌内侧头的隆起处。取穴时患者屈膝，或以左手掌心按于患者右膝髌骨上缘，2~5 指向上伸直，拇指约呈 45°斜置，拇指尖下是穴，对侧取法仿此。梁丘定位方法是屈膝，在大腿前面，当髂前上棘与髌底外侧端的连线上,髌底上2寸。阴陵泉定位方法是在小腿内侧,当胫骨内侧髁后下方凹陷处。阳陵泉定位方法是位于膝盖下外侧,腓骨小头前下方凹陷中。足三里定位方法是用右手掌心按准右腿膝盖顶部,五指朝下,中指顶端向外一指的位置就是右腿足三里(简易定位:把手腕横纹,对准膝盖处髌骨的上边,然后手自然地搭下去,中指尖指的位置)。换左手用同样方法可以找到左腿足三里。按揉方法为用拇指由轻到重按压,然后压到最重的时候,轻轻地进行按揉,以有酸胀感为最好。一个穴位按摩1分钟。

第三步为按揉膝关节,也叫按揉髌骨。找到髌骨后,用一个手掌或者是两个手掌慢慢压在髌骨的上方,然后由轻到重慢慢用力,来回地揉按,每次按揉3分钟。注意这个动作做的时候要有一个度,不是说越重越好,以能够忍受为最好,尤其是中老年人。按揉的时候感到膝关节有一种热感,是最合适的力度。按揉髌骨可以起到松解粘连的作用,很多膝关节疾病患者产生肌肉之间或者韧带之间粘连以后,通过按揉让粘连分开,疼痛就会消失了。

第四步为拿股四头肌。操作方法是坐在床上,把腿伸直绷紧,这时会发现由大腿到膝盖上侧形成两条隆起的肌肉(股四头肌),肌肉末端形成两个突起的头,分别叫做股四头肌的内侧头和外侧头,用一个手把它握住,拇指一般在内侧,其余四指在外侧进行拿捏,这个动作也是以有酸胀感为最好,每次做3分钟。

第五步为擦膝关节。操作方法是手掌伸直,用掌根先贴着膝关节的外侧,贴好以后稍微用力,由上往下快速的擦动,一直擦到小腿的中间为止,外侧擦一分半钟,然后转到内侧擦一分半钟,一共3分钟左右。

第六步为揉膝关节,操作方法是用两只手把膝关节的内侧和外侧夹紧,以能忍受的力量为最好,夹紧以后这样来回地揉搓,由膝关节的上边一直揉搓到小腿中间,每次做 3 分钟左右。

七、对膝关节疾病患者的饮食建议有哪些?

答:关节与身体其他部位一样,需要足够的营养。建议每天至少吃 5 种蔬菜和水果,这是获得微量营养素、维生素与矿物质的主要方法。关节需要钙、锌、维生素 C 等营养元素,服用多种维生素片也许有效,但从新鲜食物中摄取更好。另外,家庭食用油改为精制油对膝关节保健也有帮助。每周在食谱中加几次深海鱼油、橄榄油、牛油果及杏仁会有显著帮助。

八、膝关节疾病患者可以爬山吗?

答:很多人喜欢选择登山、爬楼梯、快步走来健身,但如果过度,也会带来负面效应,致使膝关节的软骨磨损加速,造成关节炎早期发生。爬山、登高等运动方式并不是人人皆宜,很多患者都是在长期爬山后才做骨关节炎手术的。也常会有中老年人、减肥人群因为快步走,导致膝关节突发疼痛和不能弯曲,加速关节软骨磨损,诱发骨关节炎。中老年女性由于体内雌性激素下降,极易导致骨质疏松及关节软骨的变薄、变脆和老化,所以也不建议选择爬山、快步走等运动作为习惯性健身项目,以免导致和加速关节软骨磨损,诱发关节炎。选择健身锻炼方式前,最好先到专业医院做一次骨骼运动系统评估,以避免运动损伤。

九、膝关节疾病患者在夏天需要保暖吗?

答:需要。季节气候异常和居住生活环境欠佳,是导致膝骨关节炎的重要外因。阴霾湿冷的天气,气温降低和空气湿度增加,会使膝关节不适并感觉酸痛和腿无力打软,这些都是膝关节炎的特征。因此,顺应季节变化添衣、加被,减少室外活动,避免空调下直吹(温度不宜过低)等,对预防膝关节炎很有帮助。尤其是夏季,维持住宅、办公场所的温度与湿度特别重要,因为长时间空调温度过低是主要致病外因。

十、穿高跟鞋对膝关节有影响吗?

答:有影响,而且是负面影响。为了使女性穿上高跟鞋后身姿更婀娜,其鞋跟被设计成细高跟,穿着时脚趾跖骨受力加大且遭受挤压,同时造成踝膝应力增加。建议女性日常还是穿矮跟膛宽的鞋为宜,除特殊要求穿高跟鞋、皮鞋外,生活中应多穿软底鞋以吸收震荡和平衡膝关节负荷。

十一、什么是肩周炎?

答:肩周炎,全称为肩关节周围炎,又叫"冻结肩""五十肩""肩凝症",是以肩关节囊及其周围软组织慢性炎症和病变为基础。

肩周炎的主要症状就是肩关节周围的疼痛,夜间睡觉会明显。严重的时候因为向患侧侧卧而痛醒,一个晚上痛醒多次,非常痛苦。因为疼痛剧烈致使胳膊不敢做动作,发展严重时可致肩关节各个方向的活动幅度减小。同时肩部的肌肉(尤其是三角肌)会出现肌肉萎缩。给日常生活造成很多不便,最简单的洗脸、梳头、穿衣服,甚至是上厕所时提裤子都不能完成,严重影响生活质量。

肩周炎有两种类型:特发性(或原发性)、继发性。前者无明显原因,1~3 个月逐渐发病,胳膊疼痛由轻到重,活动度越来越小,甚至连穿衣、梳头的日常动作都有困难。后者因为各种原因导致肩关节制动,会出现不同程度的肩周炎症状,如因病卧床,或者胳膊有损伤、骨折和手术之类,肩关节不活动,几周之后就会发现肩关节虽然没有受伤,同样会变得疼痛,并且举不起胳膊,这就是通常说的继发性肩周炎。

肩周炎在临床上分为三期,即急性疼痛期、冻结粘连期和解冻期。在治疗上基本以保守治疗为主,个别严重关节粘连病例可考虑手术治疗。主要保守治疗方法包括应用非甾体消炎药、物理治疗、皮质激素关节内注射、针灸推拿等。

十二、肩周炎的发病原因有哪些?

答:肩周炎的发病原因有许多,归纳起来主要有 5 类。

(1)肩关节活动减少致使肩关节炎发生。如肩关节受到外伤,骨折脱位需要石膏固定或者手术内固定;有时因为前臂、腕部骨折后应用颈腕吊带悬吊;胸外科和乳腺手术后,因疼痛而不敢活动肩关节。

(2)肩关节的本身病变,如年纪增大后肩关节的退化;肌腱、肩袖、滑囊、关节囊的损伤;肩关节周围软组织的炎症致使关节囊挛缩、粘连。

(3)邻近部位的疾病,如颈椎病患者发生肩周炎的可能性极大地增加,颈椎病容易诱发肩周炎与颈椎神经、血管的病变有关,颈肩部的神经放射痛,产生肩臂部软组织的痉挛。由于周围神经营养不良,血循环及微循环障碍,致使局部纤维组织缺氧,加重肩关节的疼痛,造成肩关节运动的减少,最终致肩周炎。

(4)糖尿病患者的肩周炎发病率较高,可能是由于糖尿病造成微血管损害,关节组织缺乏营养,导致关节软骨、韧带、关节囊等组织过度退变,诱发肩周炎。

(5)社会工作原因,如长期处于寒湿环境中,从事用手工作的劳动者等也容易诱发肩周炎。

了解以上病因,我们尽量避免寒冷刺激肩部,冷天锻炼需要充分热身;肩关节损伤需要积极治疗,在医师指导下及时进行关节功能锻炼;控制体重和血糖,保持健康体魄,这样可以减少肩周炎的发生。

十三、肩周炎早期症状有哪些?

答:在生活中有很多年轻人会出现一些肩部的不适疼痛,这大多都是由于颈椎的问题引起的肩痛。那如何分辨是肩周炎还是其他原因引起的肩痛?肩周炎早期有哪些症状?了解肩周炎早期症状可以提醒人们,做到早治疗、早锻炼、早康复。

肩周炎是常见于50岁左右人群的一种疾病,早期主要表现为肩关节疼痛和活动不便,严重影响患者的正常生活和工作,患者如果早期发现肩周炎,及早地接受治疗,就可以把肩周炎消灭在萌芽状态。

首先早期时肩部呈阵发性疼痛,有时轻,有时重。常表现为肩部暖和了疼痛减轻,受凉了疼痛加重,许多人不以为然,觉得就是肩部受了凉,过几天就会好,由于肩膀疼痛,就更不愿意活动肩膀,以后疼痛逐渐加剧或钝痛,病情就严重了。

在早期,多数患者常诉说白天不痛,晚上肩部疼痛明显,尤其是后半夜,逐渐发展成夜不能寐。

其次,肩关节向各方向活动均可受限,外展、上举、内外旋更为明显。随着病情进展,由于肩关节长期废用引起关节囊及肩关节周围软组织的粘连,肌力逐渐下降,加上喙肱韧带固定于缩短的内旋位等因素,使肩关节各方向的主动和被动活动均受限。严重时肘关节功能也可受影响,屈肘时手不能摸到同侧肩部,尤其在手臂后伸时不能完成屈肘动作。

以上是肩周炎的早期症状。有以上症状的人,需要特别注意,此时应积极治疗和锻炼可以达到事半功倍的效果。

十四、肩周炎的治疗手段有哪些?

答:肩周炎需要分期治疗。

肩周炎早期称为疼痛期,发病1个月左右,感到肩部稍有疼痛,举起手臂不太利索,也没有什么特别的原因。这时可以每天热敷,并且进行爬墙等功能锻炼。

肩周炎中期称冻结期,发病3个月左右,此时疼痛较为剧烈,患者一般在家无法自己锻炼,此时需要到医院进行治疗,具体手段有针灸推拿、康复锻炼、外用药物、痛点或关节腔封闭治疗、口服止痛药物、关节扩张术、手术治疗。

发病到了第三期为缓解期,也称解冻期,肩关节疼痛好转,但是关节粘连严重,严重影响生活工作,如果长时间不缓解可以考虑手法松解或者关节镜微创治疗松解粘连的关节囊等组织。

十五、我的"肩周炎"为什么老是好不了?

答:经常有患者会问我得了"肩周炎",肩关节疼痛,治疗了很长时间都不见好,反而肩部疼痛加重了,这是为什么呢?

其实肩关节疼痛非常常见,引起肩关节疼痛的原因也千差万别,许多肩部的问题均可造成肩关节疼痛。肩部问题包括肩袖损伤、撞击综合征、腱鞘炎、滑囊炎、钙化性肌腱炎、肩周炎、盂肱关节炎、肩锁关节炎等。肩痛不一定是肩周炎。

有统计表明,肩关节疾病发病率较高的是肩袖损伤。肩袖损伤是一种十分常见的肩关节退行性病变,其发生与年龄呈正相关,肩袖撕裂的症状与肩峰撞击综合征类似,但同时还伴有肩外展无力。运动员、提拉重物者、外伤者容易产生肩袖损伤。典型症状是颈肩部夜间疼痛,上举手臂疼痛;有时不敢靠患侧睡,甚至被痛醒;肩关节可在外展、上举或后伸时无力,有时连处理个人卫生也存在困难,严重影响患者的生活。还有肩峰撞击综合征等一系列损伤性肩部疾病,这些肩痛性疾病病因、病理各不相同,治疗方法有些大相径庭。肩周炎通过保守治疗一般都能痊愈,如果肩痛是肩袖损伤或者肩峰撞击综合征引起的,则需要较长时间治疗,有些需要手术才能治愈。因此,肩痛如果老是不好,需要请专业医师来诊断和治疗。

十六、肩部疼痛,怎么判断是否患了肩周炎?

答:肩部疼痛常常被简单地归结为肩周炎,很多人自己都会下这样的结论。

实际上肩痛并不全是得了肩周炎,诊断是否肩周炎,可以对照以下几点对号入座。

(1)肩膀疼痛需要明确位置,肩周炎的疼痛应该在肩关节周围,即腋窝上面部分,或者肩关节至上臂的部分也会疼痛。并不只是背双肩背包时,背带压着的所谓"肩膀"的位置。

(2)结合年龄判断,肩周炎大多在 40~60 岁之间,不在这个年龄段可以暂不考虑,不过也有例外。

(3)结合发病时间,肩周炎一般发病缓慢,肩部疼痛逐渐发展,大约 1 个月开始到半年,如果肩部疼痛急性发病 3~5 天,一般考虑是肩部的急性炎症或损伤,而不是得了肩周炎。

（4）肩周炎的疼痛都伴有肩关节功能障碍，且胳膊无论是主动活动还是被动活动，胳膊都抬不起来，向后伸或穿脱衣服等都会疼痛。什么是主动活动？即手臂不用别人或另一只手帮忙，能自己举起，即为主动活动。被动活动是通过外界的帮助，如别人帮助托举，尽管肩膀感到疼痛，但还是能举起来。

（5）肩周炎的肩膀疼痛在夜间发作得厉害，有时常常夜间翻身时压到肩膀而痛醒。

如果这几项都对上号了，那么就可能患有肩周炎，需要去医院诊疗。

十七、每天起床后肩膀酸痛，有时连带着脖子不舒服，过一会就好了，是得肩周炎了吗？

答：这种情况不是肩周炎，每天起床后颈肩部不舒服是颈椎的问题。有些颈椎病会表现为肩膀酸痛连带着脖子不舒服，和肩周炎有些类似。肩周炎引起的肩膀疼痛是持续性的疼痛，并且会伴有肩关节活动的障碍。早晨起来肩膀不舒服，有时会觉得晚上睡觉枕头不舒服，但是换过许多枕头没有合适的，这就是颈椎出了问题了，需要治疗颈椎。

还有一种情况，如果每天起床均如此，也可能是晨僵现象。顾名思义，早晨起来关节会酸痛难受，感到僵硬像锈住一样，如果维持时间20分钟以上不缓解，可能是风湿类疾病，如类风湿关节炎、强直性脊柱炎等，需要立即去医院诊治。

十八、肩部疼痛是不是就要用力锻炼肩膀？

答："肩痛"是肩关节疼痛类疾病的统称，肩部疼痛包含许多种疾病，平时常见的有两大类。

一类是肩周炎。症状有肩膀疼痛,晚上加剧,白天稍好,肩关节活动受限,甚至举不过头部,右臂举起时,由于关节粘连,所以整个肩膀会杠起来。日常生活时被人碰一下肩膀就会剧痛,发病缓慢,病程一般 3 个月以上。

还有一类可以统称为肩部劳损。常见有肩袖损伤、肱二头肌长头腱炎、钙化性肌腱炎、肩部滑囊炎等疾病。这类疾病肩膀的疼痛性质与肩周炎不同,要么疼痛剧烈,但病程较短 1~2 天,伴有局部的肿胀,如肩部急性腱鞘炎或滑囊炎;要么病程较长,长达数年,但疼痛隐隐,往往活动到某一姿势或者肩关节活动到一定位置时感到肩膀疼痛,做其他动作时感觉正常,如肩袖损伤。

肩周炎的疾病需要坚持锻炼肩关节,有爬墙锻炼、拉吊环练习、垂臂伸展练习,都需要克服疼痛,用力锻炼。但是劳损性的肩部疾病,如肩袖损伤、肩部肌腱炎则应避免剧烈的锻炼,防止肌腱韧带的进一步损伤。因此,肩周炎具体的锻炼方法还是需要辨别清楚,制定正确的锻炼方法,并不是得了肩周炎就要用力锻炼肩关节。

十九、肩周炎病程多久？有人说得了肩周炎不用看医生，自己就会好，是真的吗？

答:典型的肩周炎病程 3~24 个月。

肩周炎的病程进展分为 3 个阶段。

首先是粘连前期,也称疼痛期。活动和休息时均疼痛明显,疼痛常见于肩关节的前外侧,也可延伸到三角肌的抵止点。肩周部疼痛可为钝痛、刺痛、冷痛、酸痛。肩关节功能活动正常或轻度受限。此阶段持续 3 个月,有部分可以长至 9 个月。

其次为冻结期,也称粘连期。肩部活动时感到疼痛,夜间加重,影响睡眠。此阶段肩关节粘连明显,肩痛较前减轻,但仍然疼痛酸重不适,肩关节活动时则可引起强烈的疼痛及肌肉痉挛,肩关节功能活动受限严重,像冻结一样,各方向的活动范围明显缩小,外展、内外旋等运动障碍最为显著,影响日常生活,如穿衣、梳头、吃饭等。该期持续4～12个月。

最后是解冻期。此期患肩疼痛逐渐好转,肩关节活动度缓慢恢复部分,该阶段持续数月。整个病程持续12～24个月。

肩周炎有自愈倾向,但是我们还是需要积极治疗,首先未经治疗会有部分患者存在肩关节功能障碍的后遗症,并且等待自愈的过程是非常痛苦和难熬的,持续疼痛12～24个月,伴随着生活质量的下降,使人产生非常不愉快的体验,给社会和家庭都带来沉重负担。因此,得了肩周炎要早治疗。早治疗才能早痊愈。

二十、如何在家自我锻炼治疗肩周炎?

答:无论是已经患有肩周炎还是没有肩部疾患,都可以通过自我保健锻炼来配合肩周炎的治疗,或者预防肩周炎的发生。主要方法有自我按摩、自我锻炼、自我防护3个方面。

1. 自我按摩

(1)按揉肩部穴位:用对侧拇指、中指指腹,按揉肩关节的前方、侧方和后方,力量以感到酸胀感为度,时间1～2分钟。

(2)掌揉肩关节:用对侧整个手掌贴住肩关节做顺时针或逆时针摩动1分钟,以深部透热为佳。

(3)捏揉肩部:用对侧手掌按于患肩上部做肌肉上下拿提。

(4)摇肩关节:用对侧手掌托住患肢肘部,向前、后、左、右方向摇肩。

(5)牵拉肩关节:用对侧手从背后握住患肢手腕,患侧手背贴住后背,徐徐向上牵拉。

2. 自我锻炼

(1)双手爬墙:参照"二、肩关节常见疾病的防治"。

(2)背后拉手:双足并立,挺胸收腹。患手挽到身后,手背贴于躯体,用健手拉住患手尺侧,向对侧和上部牵拉,拉到极限,放松。如此反复 10 次。

(3)外旋练习:后背靠墙站立或坐位,握拳屈肘 90°,上臂贴住胸壁,肘尖定在墙上,患肢外旋,尽量使拳背贴近墙壁。如此反复 10 次。

(4)双手托天:该法是传统导引术八段锦中第一个动作,可以很好地治疗和预防肩周炎。站立开左脚,使两脚与肩同宽,双手于小腹前十指交插,双手托起,至胸前翻掌,向上托时头向手望,掌托至头顶、踮起脚尖、尽量向上伸展,保持 1~2 秒,两手左右两边分开至双腿旁,收左脚。如此反复 10 次。

(5)摆动双臂:躯体前屈(即弯腰),上肢下垂,尽量放松肩关节周围的肌肉和韧带,然后做前后摆动练习,幅度可逐渐加大,做10 次,然后挺直腰,稍做休息后可以再次练习。

3. 自我防护

(1)注意保暖:防止寒湿的侵袭是肩周炎治疗和保健的重要的措施,尤其是对患肩的保暖,切勿露卧当风受凉,天热避免久吹、直吹空调。

(2)功能锻炼:功能锻炼对肩周炎十分重要,但是切勿走两个极端。一个极端是剧烈运动,如每天拉吊环几百下,这样反而会损伤肩部;另一极端是因为疼痛而不敢运动肩关节,造成关节严重粘连,甚至到需要手术松解的程度。因此,锻炼需要按要求循序渐进,持之以恒,因人而异。

第二章

颈椎篇

第一节　颈椎常见知识

颈椎病曾是中老年人的常见病、多发病,其发病率随着年龄的增加而显著提高。但近年来颈椎病的发病对象日益年轻化,像久坐办公室的白领,审计、财务、软件设计、IT人员,备考的考生等都时常遭受"颈肩痛"的困扰。骨伤科医生经常遇见此类患者主诉时有落枕,颈部活动受限,疼痛难忍;或枕颈部酸胀僵硬,时觉头晕、头痛;更甚有因颈部酸痛导致睡眠不佳,时觉恶心,视物眼蒙,甚至出现耳鸣的痛苦。快节奏的生活和繁重的办公室工作使越来越多的白领饱受颈肩痛折磨。

一、颈椎的构成和功能

颈椎共有7块,除第1颈椎和第2颈椎外,其他颈椎之间都夹有一个椎间盘,加上第7颈椎和第1胸椎之间的椎间盘,颈椎共有6个椎间盘。每个颈椎都由椎体和椎弓两部分组成。椎体呈椭圆形的柱状体,与椎体相连的是椎弓,两者共同形成椎孔。所有的椎孔相连就构成了椎管,脊髓就容纳其中。颈椎是脊柱椎骨中体积最小、灵活性最大、活动频率最高、负重较大的节段。颈椎的连接主要由椎间盘、椎间关节及颈椎的韧带组成。第 1 颈椎与第 2 颈椎之间为寰枢关节,无椎间盘。从第 2 颈椎至第 1 胸椎共有 6 个椎间盘。每个椎间盘由纤维环、髓核和椎体的透明软骨板组成,纤维环前部厚,后部较薄,其上下纤维均由软骨细胞与软骨板相连,组成一个封闭的球样体。不论外力从上下来,还是从左右来,它的体积均不变,压力则平均地分配到各个方面。

颈椎为了适应视觉、听觉和嗅觉的刺激反应,需要有较大而敏锐的可动性。因此,颈椎的活动范围要比胸椎和腰椎大得多,如前屈后伸,左右侧屈,左右旋转,以及上述运动综合形成的环转运动。在医学上,关节活动范围称为关节活动度,颈椎的屈伸活动主要由第 2~7 颈椎完成。左右侧屈各为 45°,侧屈主要由中段颈椎完成,主要依靠对侧的关节囊及韧带限制过度侧屈。左右旋转各为 75°,主要由寰枢关节来完成。环转运动则是上述活动的连贯作用来完成。点头动作发生在寰枕关节;摇头动作发生在寰枢关节。颈椎的活动度个体差异较大,与年龄、职业、锻炼情况有关。一般随年龄增长,颈部活动亦渐受限制。

颈椎骨的血液供应主要来自椎间动脉。颈部的椎间动脉发自椎动脉。椎间动脉一般是 1 条,有时成对,沿脊神经的腹(前)侧进入椎管,在椎间孔内分为背侧支、中间支及腹侧支 3 个主要分支。椎静脉丛分椎内静脉丛和椎外静脉丛两部分。椎内静脉丛收集椎骨和脊髓的静脉血,汇入位于椎间孔部的椎间静脉,在颈部再入椎静脉。椎外静脉丛收集椎管及其周围肌肉的静脉血。

正常脊柱各段因人体生理需要均有一定的弯曲弧度,称为生理曲度。在颈椎的正常侧位 X 线片上颈椎呈轻度前凸。颈部脊柱在胚胎时期是呈后凸的,在幼儿开始坐后脊柱逐渐变为前凸,这种变化称为继发曲度。继发曲度的形成一般是由于负重后椎体及椎间盘前厚后薄所致。颈椎的生理曲度主要是第 4 颈椎、第 5 颈椎椎间盘前厚后薄造成颈椎中段有一向前凸出的弧度。颈椎生理曲度的存在,能增加颈椎的弹性,减轻和缓冲重力的震荡,防止对脊髓和大脑的损伤。由于长期坐姿、睡姿不良和椎间盘髓核脱水退变时,颈椎的前凸可逐渐消失,甚至可变直或呈反张弯曲,即向后凸,成为颈椎病较为重要的诊断依据之一。

二、常见颈椎疾病的类型和防治

(一)常见颈椎疾病的类型

1. 颈型颈椎病

颈型颈椎病也称轻型颈椎病。症状集中在颈部,以颈部酸、痛、麻、僵为主要临床表现或以颈项部压迫感重、颈部活动不利为主。

2. 交感型颈椎病

交感型颈椎病以头颈、上肢的交感神经功能异常为主要临床表现。发病时可表现出交感神经功能异常(兴奋或抑制)症状。如头部症状:头痛、偏头痛、枕部痛、头晕头胀;眼部症状:眼窝部胀痛,流泪,视物模糊、彩视,甚至失明,双侧瞳孔或睑裂大小不等;心脏症状:心律不齐,心动过速或过缓,心前区疼痛;全身症状:肢体发冷或发热,感觉麻木,出汗功能障碍。多数患者具有神经根受刺激的表现。

3. 神经根型颈椎病

神经根型颈椎病以颈神经根受累为主要临床表现。多见于30 岁以上患者,起病缓慢、病程长,反复发作。常表现为颈肩部疼痛,下颈椎病变可向前臂放射,痛、麻放射到手指,影响上肢;导致肌力下降,拿不住东西,故也称痹痛型颈椎病。

4. 椎动脉型颈椎病

椎动脉型颈椎病,也称眩晕型颈椎病,因椎动脉受累,继而产生椎基底动脉供血不足,以致出现头痛、头晕、耳鸣等临床症状。该病的发作常与颈部活动有关,尤其是头颈部转动时,多为短暂性或一过性。严重者可发生猝倒,但无意识障碍。有些患者在颈部过伸或旋转时可诱发头晕症状。

5. 脊髓型颈椎病

脊髓型颈椎病,也称瘫痪型颈椎病,以颈脊髓受损为主要临床表现。此类患者可首先出现单侧或双侧的下肢症状;继而出现上肢症状,从肢体远端开始;严重者可出现四肢瘫痪。典型表现为精细动作不协调,如双手不灵活,写字、持筷、系扣动作困难,且常有胸或腹部束带感,双脚踩棉花感。

6. 混合型颈椎病

混合型颈椎病临床同时可见两型或两型以上症状。例如,交感神经与椎动脉相伴而行,临床上症状混合,以一种为主,另一种为辅。

(二) 颈椎的几种不典型疾病表现

1. 血压异常

高位颈椎病可致血压升高或降低,但以前者多见,称颈性高血压,这与骨质增生刺激交感神经有关。患者常伴有颈部疼痛、发紧、上肢麻木等典型表现。

2. 胸乳疼痛

胸乳疼痛多为第6、7颈椎骨质增生压迫神经根所致。开始感觉一侧乳房或胸大肌疼痛,间断隐疼或阵发性刺痛,头部向一侧转动时最为明显,有时疼痛难以忍受。这种疼痛有时会被误诊为心绞痛或胸膜炎。

3. 吞咽困难

有的人开始感觉咽部发痒,有异物感,后又觉吞咽困难,间断发作,时轻时重。患者有时被怀疑为食管癌,但胃镜检查正常。后经 CT 扫描可显示为颈椎病,此症状多为第 4 颈椎问题导致的。

4. 视力障碍

颈椎病还可表现为视力下降、间歇性视力模糊、一眼或双眼胀痛、怕光、流泪、视野缩小等。这种视力障碍与高位颈椎错位紊乱造成的自主神经功能障碍有关。

5. 下肢瘫痪或排便障碍

下肢瘫痪或排便障碍多系脊髓的椎体侧束受到刺激所致。患者表现为上肢麻木、疼痛无力、跛行,颈部症状多数因轻微而容易被掩盖。有的患者会伴有尿频、尿急、排尿不净、排尿困难或大小便失禁等。

6. 突然摔倒

突然摔倒多系颈椎骨质增生压迫椎动脉引起,易被误诊为脑动脉硬化或小脑疾患。常在行走中突然扭头时身体失去支持(平衡)而猝倒,倒后因颈部位置改变而清醒并站起。

当然,颈椎病引起的症状还有很多,不管其临床表现如何,都与其自身肝肾虚损,精气不足,血气不能畅行灌注充养骨节筋腱有密切关系,以至于筋腱肌肉拘挛、僵硬、粘连,骨关节劳损失去滑利而引发诸多病症。

(三)常见颈椎疾病的治疗

1. 非手术治疗

目前主要是采用中西医结合,以及康复治疗等综合疗法,如中医药治疗手段结合西药消炎镇痛、利尿脱水、营养神经及扩张血管等类药物。

（1）中医辨证治疗

1）颈型颈椎病：宜疏风解表、散寒通络，常用桂枝加葛根汤（桂枝、芍药、甘草、生姜、大枣、葛根）或葛根汤（葛根、麻黄、桂枝、芍药、生姜、大枣、甘草），伴有咽喉炎症者加玄参、板蓝根、金银花等。

2）神经根型颈椎病：① 以痛为主，偏瘀阻寒凝，宜祛瘀通络，常用身痛逐瘀汤（当归、川芎、没药、桃仁、羌活、红花、五灵脂、秦艽、香附、牛膝、地龙、炙甘草）。② 如偏湿热，宜清热利湿，用当归拈痛汤（当归、党参、苦参、苍术、白术、升麻、防己、羌活、葛根、知母、猪苓、茵陈、黄芩、泽泻、甘草、大枣）；如伴有麻木，在上述方中加止痉散（蜈蚣、全蝎）。③ 以麻木为主，伴有肌肉萎缩，取益气化瘀通络法，常用补阳还五汤（黄芪、当归、川芎、芍药、桃仁、红花、地龙）加蜈蚣、全蝎等。

3）椎动脉型颈椎病：① 头晕伴头痛者，偏瘀血宜祛瘀通络、化湿平肝，常用血府逐瘀汤（当归、川芎、赤芍、生地黄、桃仁、红花、牛膝、柴胡、枳壳、桔梗、甘草）；② 偏痰湿，宜半夏白术天麻汤（半夏、白术、天麻、茯苓、陈皮、甘草、大枣等）；③ 头晕头胀如裹，胁痛、口苦、失眠者，属胆胃不和，痰热内扰，宜理气化痰、清胆和胃，常用温胆汤（半夏、茯苓、陈皮、竹茹、枳实、甘草）；④ 头晕神疲乏力、面少华色者，取益气和营化湿法，常用益气聪明汤（黄芪、党参、白芍、黄柏、升麻、葛根、蔓荆子、甘草）。

4）脊髓型颈椎病：① 肌张力增高，胸腹有束带感者取祛瘀通腑法，用复元活血汤（大黄、柴胡、红花、桃仁、当归、天花粉、穿山甲、炙甘草）；② 如下肢无力、肌肉萎缩者，取补中益气，调养脾肾法,常用地黄饮子(附子、桂枝、肉苁蓉、山茱萸、熟地黄、巴戟天、石菖蒲、远志、石斛、茯苓、麦冬、五味子)合圣愈汤(黄芪、党参、当归、赤芍、川芎、熟地黄、柴胡)。

5) 交感型颈椎病症状较多,宜根据病情辨证施治。

(2) 针灸治疗:包括针法与灸法。针法就是用精制的金属针刺入人体的一定穴位中,用适当的手法进行刺激;灸法则是用艾条或艾炷点燃后熏穴位进行刺激,通过刺激来达到调整人体经络脏腑气血功能、防治疾病的目的。

(3) 推拿及正骨疗法:具有调节内脏功能、平衡阴阳、促进气血生成、活血祛瘀、促进组织代谢、解除肌肉紧张、理筋复位的作用。基本手法有摩法、揉法、点法、按法与扳法。颈椎病手法治疗宜柔和,切忌暴力。椎动脉型、脊髓型患者不宜施用关节整复手法。难以排除椎管内肿瘤等病变者,椎管发育性狭窄者,有脊髓受压症状者,椎体及附件有骨性破坏者,后纵韧带骨化或颈椎畸形者,咽、喉、颈、枕部有急性炎症者,有明显神经症者,以及诊断不明的情况下,禁止使用任何推拿和正骨手法。

(4) 中药外治法:行气散瘀、温经散寒、舒筋活络或清热解毒等不同作用的中药制成不同的剂型,应用在颈椎病患者的有关部位。颈椎病中药外治的常用治法有熏蒸、敷贴、喷药等。

伤科八大家之一——陆氏伤科陆念祖主任多年致力于颈椎病的研究,尤其是在治疗神经根型颈椎病方面积累了丰富的经验。陆念祖主任认为治疗神经根型颈椎病的首要目的就是解决患者颈肩痛,以及上肢麻木的症状。通过多年的临床实践反复论证,以盛则泻之,寒则留之,菀成则除之为依据;以刺天宗、臂臑结合拔罐之法;循经取穴,以痛为腧,结合功能运动中的痛点强刺激重点穴位,以独特的"透胛热"治法使颈椎、肩关节、上肢等病变部位产生温暖舒适之感,达到温经活络、通达气血、止痛起痿的作用。这对上肢疼痛、麻木不仁、痿痹不用等症状,均能获得显著疗效。此外,陆氏伤科运用仰卧位理筋拔伸手法配合温胆汤为主加味治疗颈源性眩晕,以及温针灸配合坐位拔伸手法治疗椎动脉型颈椎病,均获得了显著疗效。

2. 手术治疗

手术治疗主要是解除由于椎间盘突出、骨赘形成或韧带钙化所致的对脊髓或血管的严重压迫,以及重建颈椎的稳定性。脊髓型颈椎病一旦确诊,经非手术治疗无效,且病情日益加重者应当积极手术治疗;神经根型颈椎病症状重,影响患者生活和工作,或者出现了肌肉运动障碍者;保守治疗无效或疗效不巩固、反复发作的其他各型颈椎病,应考虑行手术治疗。手术术式分颈前路和颈后路。

三、颈椎病的预防

(一)避免风寒、潮湿

夏天注意避免风扇、空调直接吹向颈部,出汗后不要直接吹冷风,或用冷水冲洗头颈部,或在凉枕上睡觉。

(二)枕头高低需适合

成年人仰卧时颈部垫高 5~8 cm 较好,高枕使颈部处于屈曲状态,其结果与低头姿势相同。侧卧时,枕头要加高至头部不出现侧屈的高度(11~14 cm)。

(三)避免长期低头姿势

要避免长时间低头工作,像银行与财会专业人士,办公室伏案工作、电脑操作等人员,这种体位使颈部肌肉、韧带长时间受到牵拉而劳损,促使颈椎椎间盘发生退变。工作 1 小时左右后改变一下体位。还要改变不良的工作和生活习惯,如卧在床上阅读、看电视等。

(四) 避免颈部外伤

乘车外出应系好安全带并避免在车上睡觉,以免急刹车时因颈部肌肉松弛而损伤颈椎。出现颈肩臂痛时,在明确诊断并排除颈椎管狭窄后,可行轻柔按摩,避免过重的旋转手法,以免损伤椎间盘。

(五) 体育保健操的锻炼

无任何颈椎病的症状者,可以每日早晚各数次进行缓慢屈、伸、左右侧屈及旋转颈部的运动,并加强颈背肌肉锻炼。

(六) 自我保健

颈椎病患者戒烟或减少吸烟对其缓解症状,逐步康复,意义重大。避免过度劳累而致咽喉部的反复感染炎症,避免过度负重和人体震动进而减少对椎间盘的冲击。

(七) 颈部健康从少年抓起

随着青少年学业竞争压力的加剧,长时间地看书学习对广大青少年的颈椎健康造成了极大危害,从而造成颈椎病发病低龄化的趋势。建议在中小学乃至大学中,大力宣传有关颈椎的保健知识,教育学生们树立颈椎的保健意识,重视颈椎健康,树立科学学习、健康学习的理念,从源头上堵截颈椎病。

四、颈椎病的预防保健操

保健操可改善患者颈部的血液循环,松解粘连和痉挛的软组织。无颈椎病者可起到预防作用。

姿势:两脚分开与肩同宽,两臂自然下垂,全身放松,两眼平视,均匀呼吸,站坐均可。

1. 左顾右盼

头先向左后向右转动,幅度宜大,以自觉酸胀为好,30 次。

2. 前后点头

头先前俯再后仰,前俯时颈项尽量前伸拉长,30 次。

3. 旋肩舒颈

双手置两侧肩部,掌心向下,两臂先由后向前旋转 20~30 次,再由前向后旋转 20~30 次。

4. 摇头晃脑

头向左—前—右—后旋转 5 次,再反方向旋转 5 次。

5. 头手相抗

双手交叉紧贴后颈部,用力顶头颈,头颈则向后用力,互相抵抗 5 次。

6. 双手托天

双手上举过头,掌心向上,仰视手背 5 秒钟。

第二节　颈椎保健常见问答

一、为什么慢性劳损会得颈椎病?

慢性劳损是指长时间过度用力,或超生理活动范围,所致肌肉、筋膜韧带、骨与关节等组织的损伤。因其有别于明显的外伤或生活、工作中的意外损伤，所以易被忽视。但事实上它是诱发颈椎骨关节病变最为主要的原因，并对颈椎病的发生发展治疗及预后等都有着直接关系。慢性劳损主要包括四种。

1. 不良睡眠体位

人的一生有 1/3~1/4 的时间是在床上度过的，因此不良的睡眠体位必然造成椎旁肌肉韧带及关节的平衡失调，导致程度不同的劳损。

2. 日常生活习惯

长时间的玩麻将、打扑克、看电视，尤其是躺在床上高枕而卧，都是不良习惯。以上习惯的共同特点都是使颈后肌肉及韧带组织超时负荷以致劳损。

3. 工作姿势不良

涉及计算机、显微镜、雕刻、刺绣等工作人员需长时间低头工作，在紧张状态下椎间盘压力大大高于正常体位。这种体位易加速椎间盘的退变和颈椎软组织的劳损。

4. 不适当的体育锻炼

正常的体育锻炼，有助于健康，但超过颈部负荷的活动或运动，如玩美式足球时用头顶球，或用头颈负重人体（倒立或翻筋斗），均可加重颈部的负荷。尤其在缺乏正确指导的情况下，一旦失手造成外伤则后果更为严重。

二、为什么头颈部的外伤会得颈椎病？

头颈部的外伤和颈椎病的发生发展有着明显的关系。急性损伤可使原已退变的颈椎和椎间盘损伤加重而诱发颈椎病。头颈部外伤可由交通意外、运动性损伤、生活和工作中的意外或其他意外造成。交通意外：主要是高速行驶的车辆突然刹车所造成的颈部软组织损伤，多见于驾驶员和乘车者。损伤程度与车速、患者所坐的位置、有无系安全带、患者头部所朝向的方向及车辆本身状态等均有关系。运动性损伤：除双人或多人直接对抗状态下的损伤外，大多是由于高速或过大负荷对颈椎所造成的损伤，因此，有经验的教练员总是严格要求每位运动员在竞技前做充分地准备活动，以适应竞技中所要求的速度与强度。生活和工作中的意外：在日常工作中经常遇到各种意外性外伤，尤其在公共场所在居住条件拥挤的情况下，头颈部有被碰撞或过度的前屈后伸及侧弯等发生。其他意外：包括医源性的或某些特定情况下的意外。前者主要指不得当的推拿、牵引及其他手法操作；后者主要是指各种自然灾害，如地震和建筑事故所造成的各种意外，均应设法力争避免或减轻损伤程度。

三、上班族应该如何保护颈椎？

不管是从事哪个行业，都会有相通的、从事这个职业易患的某些病症，即通常概念里的职业病。由于电脑的普及及广泛使用，电脑一族的职业病最为广泛、最为常见的就是颈椎病。长期从事财会、写作、编校、打字、文秘等职业的工作人员，由于长期低头伏案工作，使颈椎长时间处于屈曲位或某些特定体位，不仅使颈椎间盘内的压力增高，而且也使颈部肌肉长期处于非协调受力状态，颈后部肌肉和韧带易受牵拉劳损，椎体前缘相互磨损、增生，再加上扭转、侧屈过度，更进一步导致损伤，易于发生颈椎病。这里介绍3个方法，简单防治颈椎病。

（1）办公室工作人员首先在坐姿上尽可能保持自然的端坐位，头部略微前倾，保持头、颈、胸的正常生理曲线；还可升高或降低桌面与椅子的高度比例以避免头颈部过度后仰或过度前屈。此外,定制一与桌面呈 10°~30°的斜面工作板,更有利于坐姿的调整。

（2）对于长期伏案工作者,应每工作 1~2 小时就有目的地让头颈部向左右转动数次,转动时应轻柔、缓慢,以达到该方向的最大运动范围为准;或行夹肩运动,两肩慢慢紧缩 3~5 秒钟,尔后,双肩向上坚持 3~5 秒钟,重复 6~8 次;也可利用两张办公桌,两手撑于桌面,两足腾空,头往后仰,坚持 5 秒钟,重复 3~5 次。

（3）当长时间近距离看物,尤其是处于低头状态者,既影响颈椎,又易引起视力疲劳,甚至诱发屈光不正。因此,每当伏案过久后,应抬头向远看。

（4）思考时避免托腮,托腮坐易诱发背痛。很多人习惯于托腮而坐,尤其是在开会或思考时。这是一个对颈椎非常不利的姿势,还容易诱发头疼。

正确姿势:想问题时起来走走,或将双手放在后颈,做一些颈部扭转运动,保证脑部血液流通。

四、缓解颈椎不适症状的方法有哪些?

颈椎病的发生主要跟日常的生活和工作种类有关。出现颈部僵硬和胀痛时,我们可以利用以下几种方法来缓解颈部给我们的身体带来的不适。

1. 平常工作、生活不要让脖子受凉

颈椎着凉是引起颈椎病的重要因素之一,夏天的空调不要对着露肩吹,冬天记得戴围巾。

2. 坚持运动

运动是锻炼健康颈椎的最好办法,如跑步、游泳、放风筝、跳绳都是不错的选择。

3. 长时间办公应注意中途放松休息

平时办公 1.5 小时后，抽出几分钟在办公室喝个水或上个厕所。工作间歇也可做颈椎放松保健操，让颈肩得到放松。

4. 自己按摩

晚上洗澡时，可以将水温稍微调高沐浴颈椎部位，同时自己用手对颈部肌肉进行拿捏。

五、颈椎病会引发哪些疾病？

1. 颈心综合征

表现为心前区疼痛、胸闷、心电图 ST 段改变，易被误诊为冠心病（冠状动脉性心脏病）。这是颈背神经根受颈椎骨刺的刺激和压迫所致。

2. 高血压颈椎病

可引起血压升高或降低，其中以血压升高为多，称为颈性高血压颈椎病。由于颈椎病和高血压病皆为中老年的常见病，故两者经常并存。

3. 吞咽障碍

吞咽时有堵塞感、食管内有异物感，少数人有恶心、呕吐、声音沙哑、干咳、胸闷等症状。这是由于颈椎前缘直接压迫食管后壁而引起食管狭小，也可能是因骨刺形成过速，而使食道四面软组织发生刺激反应所引起的。

4. 胸部疼痛

表现为起病缓慢的顽固性的单侧胸大肌和乳房疼痛，检查时有胸大肌压痛。这与第 6、7 颈椎神经根受颈椎骨刺压迫有关。

5. 下肢瘫痪

早期表现为下肢麻痹、疼痛、跛行，有的患者在走路时有如踩棉花的感觉,个别患者还可伴有排便、排尿障碍,如尿频、尿急、排尿不畅或大小便失禁等。这是由于椎体侧束受到颈椎骨刺的刺激或压迫,导致下肢运动和感觉障碍所致。

六、颈椎病需要做哪些检查?

X 线片、CT 及 MRI 检查均对颈椎病的常见病变具有较好的敏感性,通过对病变的综合分析,可得到较高的诊断准确率。

1. X 线片检查

X 线片检查对颈椎病病变具有较高的敏感度,诊断准确率也较高。X 线片检查在双斜位对钩突增生、上关节突增生及椎间孔的观察方面具有独特优势,并且价格低廉,可作为颈椎病诊断的首选。但是 X 线片的表现常与临床症状不一致,有时患者症状较重,X 线片却显示病变较轻。

2. CT 检查

CT 检查可发现颈椎病的早期病变,对颈椎间盘的突出程度、颈椎关节病变情况、颈椎管,以及颈椎横突孔的狭窄情况等方面均可明确显示,对颈椎病变程度的判断具有重要意义。

3. MRI 检查

MRI 检查对椎间盘突出的显示比 CT 更为敏感,可观察到脊椎受压的程度,可作为颈椎病确诊的方法。

临床上可将三种检查方法联合使用,在行 X 线片检查做出初步诊断的基础上,用 CT 或 MRI 检查判断病变程度,以指导治疗。

七、低头族长期低头,会有哪些危害?

1. 颈椎曲度变直或出现反弓

正常人都有颈椎生理弯曲,如果生理弯曲变直,伸直向相反方向弯曲,称为"反弓"。颈椎反弓是构成颈椎常见病的病理基础。长时间看电视、上网、玩手机等不良生活习惯,都会引起颈椎生理曲度减少、变直,甚至反弓。颈椎反弓后会改变颈椎正常力学环境,加速颈椎间盘的退变,造成椎间盘膨出、突出,个别情况下造成髓核疝出,产生严重后果。

2. 牵扯颈椎肌肉,出现颈部肌肉劳损

玩手机时,颈部前倾过度、身体不自然弯曲,颈部越来越前倾,长时间保持这个动作时,对颈椎肌肉产生牵扯,形成颈椎韧带、肌肉的紧张,长时间后会使颈部肌肉处于慢性充血状态,影响颈部的血液循环,造成颈部肌肉劳损。颈部肌肉劳损时产生颈部僵硬、酸痛、活动受限,严重者出现诸如视物眼蒙、睡眠不良等症状,形成恶性循环。

八、颈椎骨刺可以通过药物消除吗?

一方面,椎间盘退变导致颈椎失稳,引起一系列相关症状。另一方面,机体通过椎体骨刺来增加椎体间的接触面积,达到稳定代偿的作用。骨刺的出现对机体是一种保护性反应,这也是医生对多数颈椎病患者首选保守治疗的依据。骨刺既不能用药物软化,更不能用药物溶解。因为骨刺与正常骨骼的组织结构相同。如果说有什么药物可以将骨刺消除,正常的骨骼也就"完蛋"了。有些药品销售商宣称通过口服或外敷某药物可消除骨刺,这是毫无科学依据的。如果骨刺压迫神经、血管等引起的症状,只有手术才能切除。

九、一扭脖子"咔咔"作响,是怎么回事?

脖子"咔咔"作响,并不一定是患有颈椎病,更不用担心用力转头会造成脖子断掉、瘫痪等。扭脖子的时候发出的响声，就是所谓的"颈椎弹响"，一般有 4 种原因会出现这样的弹响。

1. 关节间有小气泡

人体关节间有一种用来润滑关节用的液体，也就是滑液。如果有气体跑到滑液里就会形成气泡。当扭脖子时，颈椎的关节跟着一起活动，小气泡趁机从滑液里跑出来，就会发出响声。

2. 肌腱韧带与关节摩擦

长时间低头工作，颈部的肌肉就会一直保持紧张的状态，颈部的肌腱韧带会有一点点错位。而扭脖子时错位的肌腱韧带快速回到原来位置的过程中与关节发生了摩擦，也会出现弹响声。

3. 颈椎小关节面磨损

如果颈椎小关节本身就有轻度的关节磨损，扭动脖子会引起关节摩擦，从而产生响声。

4. 颈椎软组织或韧带相互摩擦

当颈肩部酸痛不适时，颈部肌肉或软组织很有可能存在劳损的情况，软组织之间的滑动不再那么顺畅。因此，脖子运动时，也会因为相互摩擦发出弹响。

十、哪些人不能随意扭动脖子？

有"三高"（高血糖、高血压、高脂血症）的人群和有脊髓型颈椎病的人群，千万不能随意扭脖子，否则可能会出现以下致命的危险。

1. 影响大脑供血，甚至造成脑损伤

颈部贯通了脑部的神经和血管，而"三高"的人群，容易形成动脉粥样硬化或钙化，万一正好发生在颈部血管，出现了动脉堵塞、血管狭窄，本身就会影响大脑的血液供应。这时候再一扭脖子,把血管压得更细、更窄,更会加重大脑供血不足的状况,出现头晕、头痛和记忆力减退等症状,甚至造成脑损伤。

2. 动脉斑块脱落,当心脑梗死

另外,"三高"人群的血管里还可能存在一种定时炸弹——动脉斑块。动脉斑块就跟水管里的水垢一样,到哪儿堵哪儿。万一猛地扭动脖子,不小心让颈部血管里的斑块脱落,斑块随着血流跑到脑血管里引起堵塞,便形成脑梗死。

3. 脊髓型颈椎病,还可能瘫痪

如果已经存在颈椎病,导致椎管里的脊髓受压,早期可能症状并不明显,但在颈部过度活动,如自己用力扭脖子,或接受大力按摩并扭动颈部时,可能导致脊髓压迫加重,出现肢体无力、麻木、走路不稳等症状,最严重的可能还会当场瘫痪。

十一、颈椎不舒服怎样挑选枕头?

自从我们感到不舒服开始挑选枕头时,就预示着颈椎出了问题。如果颈椎很健康,如儿童不会有挑选枕头的需要,有没有枕头都能睡。

我们每天需要枕头的睡眠时间为 6~8 个小时。对于患有颈椎病的患者,选择一个合适的枕头可以起到预防和治疗作用,此类枕头又称治疗枕。那么治疗枕是怎样的枕头呢?好的枕头,是当头搁在枕头上,颈椎能保持水平或和身体相平;过低或者过高都会造成颈椎劳损。市场上有许多保健枕,卖点是枕头带有弧度,自称可以贴合颈椎和后脑勺,睡觉时凸起部分垫在颈椎部位,凹陷的部分容纳后脑勺,这样的枕头合适吗?答案是并不合适,原因是我们睡觉时并不会保持一个姿势,会有仰卧和侧卧,那么带有凹凸的枕头会在身体翻动时起到反作用,后脑勺不巧垫在凸起时,就像枕了一个高枕头,这时颈椎会前屈加重,长此以往会诱发或者加重颈椎病情。我们选择普通形状的枕头即可,这样的枕头适合睡觉时转头翻身的高度,其材质为鸭绒、弹力棉或者乳胶都可以。避免选择高低弧度的枕头。

下面告诉大家如何选择枕头的高度,首先枕头在头部枕上去后会变形,看着很高的枕头如果材质软,那么变形系数大的会低一点。因此,我们需要选择稍软一点的枕头,并且还要和床垫的软硬相关,如果床垫偏软,那么枕头可以低一点。在侧卧时,我们的肩膀会陷在床垫深一点,头部到床垫距离会近一点。反之,如果我们睡的是硬床垫,那么枕头要稍高一点。

因此,选择枕头需要考虑材质、高度,以及和床垫的配合度等多方面。尽量避免选择有高低弧度的枕头。

第三章

腰椎篇

第一节　腰椎常见知识

前段日子《新民晚报》健康专栏来采访陆念祖主任,撰写刊登了一篇名为《寒潮交加,小心引来"腰突症"》的文章,引起了社会广大腰痛患者的共鸣,为何现在腰痛患者越来越多,疼痛难以捉摸? 为何发病起来和天气预报一样,遇到寒湿天气就发作,那么准? 为何痛起来要命,浑身不自在? 接下来我就和大家一起来谈谈腰痛这些事。

据统计约80%的人在不同的时期患有各种不同类型的腰痛,并且越来越年轻化,引起腰痛的原因很多,有腰部肌肉、腰部韧带、椎骨、椎间盘、关节突关节、腹部脏器等损伤、炎症、结构改变,以及腰部受到风寒、湿冷等外界因素影响均可导致神经、软组织、骨关节、血管受到刺激而引起腰痛。来香山中医医院骨伤科就诊的、临床最常见的腰痛大致可分为以下两类: 第一类是由于脊柱骨关节及其周围软组织的疾患所引起,如挫伤、扭伤所引起的局部损伤、出血、水肿、粘连和肌肉痉挛等。第二类是椎间盘退变后导致的腰痛。除器质性病变外,往往都有一定的诱因。不适当的姿势和腰部长期承受超负荷的应力等都可能导致腰部肌肉及椎间盘的急慢性损伤而导致腰痛。此外，运动时用力不当，外感风寒也是常见的腰痛原因。

现代生活中坐、卧几乎占据了我们大多数时间，不正确的睡姿、坐姿都是导致腰痛的罪魁祸首，恰恰很多人忽视了这点。

有些人习惯整天看电视、看电脑、搓麻将、打牌等，这种长期弯腰保持坐位姿势，使腰背肌始终处于牵张状态，肌肉筋膜组织会出现无菌性炎症，进而刺激该处神经末梢导致腰痛。久坐还易损伤腰椎间盘。因为在坐位时腰椎间盘所受压力最大，如果再埋头弯腰，致使躯干向前弯曲，则椎间盘压力可显著升高。因此，应避免长时间看电视；使用电脑时不宜将机器放得过高，而自己坐在矮的凳子上，这时腰背部后凸，头颈向后仰，对颈椎及腰部都是不利的。即使坐在沙发上或靠背椅上，腰部也尽量放一个垫枕，顶住腰部。可以在脚下放一个适当高度的垫脚凳，也有助于腰部肌肉的放松和休息。每天不要久坐，应当以腰部不至于疲劳酸痛为宜。另外，坐着工作时，尽量选择靠背椅。应将椅子拉向桌缘，将腰背贴靠椅背，这样可减轻腰椎间盘的压力，腰背、腰骶部的肌肉不至于太疲劳。不要在一个姿势下持续工作时间过长，不要老是让腰部处于弯曲状态。一个姿势保持一段时间后，应适当伸伸腰，也可自己轻轻捶捶腰，这样可使腰部的紧张得以缓解片刻，防止腰部肌肉的疲劳。

总的来说，腰痛就是指因外感、内伤或闪挫导致腰部气血运行不畅，脉络绌急或失于濡养引起以腰部一侧或两侧或正中发生疼痛为主要症状的一种病证；亦可兼见其他诸多部位不适，以胸部、背部、胁部、腹部、脊部、尻、股、小腿及脚部兼见不适为常见。腰痛病位在腰，与足太阳膀胱经，足少阴肾经，任、冲、督、带等经脉密切相关。初发多属实证，可因感受寒湿、湿热等外邪，以及跌仆外伤等引起,病久多以肾虚最为常见。无论外感,还是内伤,总以肾虚为本,跌仆闪挫或寒湿、湿热之邪为其诱因。腰痛作为临床常见病,在历代中医古籍中的记载比比皆是,该病的病因病机、辨证分型、治疗方法、预防调摄,以及护理、康复等经历代的继承与发展后,积累了丰富的理论与实践经验,值得我们充分挖掘、整理、继承和发扬。接下来就从以下几个方面进一步和读者阐述。

一、腰椎的构成和功能

(一)腰椎结构特点

人的腰椎位于躯干脊柱中段,上连胸椎,下连骶椎。正常人的腰椎共5个。每一个腰椎均由椎体、椎弓及从椎弓上发出的突起等基本解剖结构组成。每个解剖结构都具有其相应的特点。

1. 椎体

腰椎较颈椎或胸椎的椎体大而厚,主要由松质骨组成,外层的密质骨较薄。从侧面看,腰椎略呈楔状,横径大于前后径。由于腰椎自上而下每一椎体所承受的负荷逐渐增大,所以,椎体体积也从第1腰椎到第5腰椎逐渐增大。这一特点可使腰椎承重和传递力的功能更为稳定。与颈椎、胸椎一样,腰椎的椎体之间由椎间盘相连。

2. 椎弓及其突起

腰椎的椎弓及突起位于椎体后方,共包括椎弓根、椎板,以及左右、上下关节突,棘突,左、右横突7个突起。其中,上下关节突、棘突及横突均为肌肉、韧带的附着部位,并由此连接上下腰椎。①椎间孔。椎弓根上方有一上切迹,下方有一下切迹。上一个椎体的椎弓根下切迹与下一个椎体的椎弓根上切迹共同构成椎间孔,其间有脊神经通过。与颈椎椎间孔结构一样,腰椎椎间孔也是一个极其重要的脊椎结构。正常情况下,神经根紧贴椎间孔上界出椎管,因此,单纯的椎间盘突出一般不会导致神经根在椎间孔处受压,但若同时存在椎间盘退变、高度变窄,则下位椎骨的上关节突可向上嵌入椎间孔,从而造成椎间孔狭窄并压迫神经根。② 关节突关节。由上下关节突组成,具有典型的软骨关节面、关节腔及关节囊等关节解剖结构,属于滑动关节。腰椎关节突关节的关节面腔隙在横断面上呈弧状,不会阻碍腰椎屈伸及侧屈运动;但这也会使腰椎在旋转时的轨迹中心位于小关节的后外方,因此,小关节的少许旋转即可引起椎体大幅度活动。这一结果一方面可有效地限制腰椎的旋转运动,而另一方面也容易导致椎间盘的损伤和退变。而且关节突关节只具有保持腰椎稳定的功能,并不能负重。关节突关节的损伤、炎症和退变均可导致腰痛。在触摸后腰部中线时,很容易扪及自上而下排列的一个个突起,这就是棘突。棘突由左右两侧的椎板在后中线处汇合形成。与颈椎、胸椎的棘突不同,腰椎的棘突一般呈水平位。腰棘突常扭曲畸形或融合不良而形成脊柱裂。从椎弓根和椎板连接处水平向两侧伸出者为横突,其中第 3 腰椎横突最长,第 5 腰椎横突短而粗壮。由于第 3 腰椎横突是腰部肌肉的着力点,所以极易产生局部筋膜附着处劳损而出现腰痛症状。第 5 腰椎横突由髂腰韧带、腰骶韧带与髂骨及骶骨紧密相连,对腰椎具有稳定作用。第 5 腰椎横突肥大或与骶骨翼形成假关节时,可刺激或摩擦腰神经根而产生腰痛和下肢疼痛症状。

3. 椎孔和椎管

(1)椎孔。由椎体的后方和椎弓共同形成,椎孔的前壁为椎体的后部,后壁和侧壁为椎弓。腰椎椎孔的形状可为卵圆形、三角形或三叶草形。

（2）椎管。脊柱的全部椎孔借助韧带等组织相连，组成椎管。与颈椎、胸椎的椎管一样，脊髓和神经根、脊神经等神经传导系统也从腰椎椎管内通过。因此，腰椎椎管的病变也会导致腰部与脊神经支配区的疼痛。

4. 支持韧带

腰椎较为重要的支持韧带为前纵韧带、后纵韧带、黄韧带、棘上韧带和棘间韧带。① 前纵韧带：自颈椎延伸而下，纵贯脊柱前方。腰椎部的前纵韧带宽约 2 厘米，与椎体紧密相贴，但与椎间盘纤维环相贴较松，主要作用是防止腰椎过度伸展并限制椎间盘向前突出。② 后纵韧带：位于椎体后方，自颈椎和胸椎延伸而下。在椎间盘水平，后纵韧带伸出侧纤维与椎间盘纤维环紧密相贴，使后纵韧带呈齿状。这一解剖特点的作用主要为加强纤维环。也正是因为这一原因，椎间盘多自齿状韧带的上方或下方突出。③ 黄韧带：介于上、下椎板之间，呈淡黄色，故称为黄韧带。黄韧带具有一定的弹性，在腰椎过度伸展时，可松弛并向前折叠*，从而使椎管矢状径减小。黄韧带常因慢性劳损而肥厚。④ 棘上韧带：棘上韧带连接于各棘突顶端，但下达第 3 腰椎棘突后，则有可能缺如或薄弱。弯腰时，由于这一区域缺少棘上韧带的保护，所以，容易造成该区域的棘间韧带劳损。⑤ 棘间韧带：位于相邻棘突间，在弯腰时紧张。第 5 腰椎骶棘间常由于棘突发育不全而使棘间韧带变得少而薄弱，或因棘上韧带缺如而缺少保护，因此，在活动较大的情况下局部易损伤或断裂。

---

* 折叠，即后仰，由该韧带松弛导致。

（二）腰椎间盘结构特点

腰椎间盘由髓核、纤维环和软骨终板组成。髓核为中央部分，由疏松网状胶原纤维、少量的软骨细胞和成纤维细胞构成，呈半胶状，主要成分为黏多糖复合物。它被限制在纤维环和软骨板之间，随外力作用而改变位置和形状，并将外力均匀地传递到纤维环和软骨板上。纤维环为周围部分，包绕髓核，由同心层排列的胶原纤维、弹力纤维和纤维软骨构成，各层纤维夹角彼此交错，牢固地附着在上、下软骨和椎体骨质上，它允许椎体间有摇滚式运动，却限制过度的扭转和滑移活动，并能缓冲外力，吸收震荡。软骨终板是薄层透明软骨，分为上、下两部分，直接与椎体骨组织相连。每个腰椎间盘的厚度为8～10毫米。椎间盘像个鸡蛋，髓核像蛋黄，纤维环像蛋清，透明软骨板像蛋壳。椎间盘特点是无血管和淋巴管，大部分区域无神经，仅仅最外层有神经分布；有丰富的细胞外基质，细胞密度很低。

（三）腰背部肌肉结构及功能特点

腰背部的扭伤多发生在腰骶、骶髂关节和腰背两侧骶棘肌。腰骶关节是脊柱运动的枢纽；骶髂关节则是连接躯干和下肢的桥梁，腰部两侧的肌肉和韧带是维持脊柱稳定的重要因素。

1. 腰背部肌肉

腰背部肌肉一般分为浅、深两层。

（1）浅层肌肉：主要有斜方肌和背阔肌。

1）斜方肌：三角形阔肌，起自颈部上项线，枕外隆凸，项韧带和全部胸椎棘突，肌纤维向外，止于锁骨外侧半、肩峰和肩胛冈外侧半。其上部纤维收缩可上提肩胛骨，并使肩胛下角外旋；下部肌纤维收缩可下降肩胛骨；中部肌纤维收缩可使肩胛骨向脊柱靠拢。

肩胛骨固定时,单侧收缩可使头颈部偏向同侧而面部转向对侧,两侧同时收缩则使头颈后仰。

2)背阔肌:三角形阔肌,以腱膜起自下 6 个胸椎和全部腰椎棘突、骶正中嵴、髂嵴后缘及腰背筋膜后层。肌纤维向外上止于肱骨小结节嵴。该肌能内收、内旋、后伸肱骨。

(2)深层肌肉:包括由浅至深的骶棘肌、横突棘肌和深层短肌。

1)骶棘肌:为腰背部最强厚的肌肉。该肌以一个总腱起于骶骨背面、骶髂韧带和髂嵴后缘,向上纵行排列于脊柱棘突和肋角之间的沟内,分为外、中、内 3 条肌柱。骶棘肌为强大的伸肌,主要作用是后伸躯干和维持直立,一侧骶棘肌收缩也可侧屈躯干。

2)横突棘肌:包括由浅至深的半棘肌、多裂肌和回旋肌 3 层。肌纤维起于各椎骨的横突,向上止于各椎骨的棘突,愈深层肌纤维力愈短。半棘肌纤维一般向上跨越 5 个椎骨,多裂肌纤维一般跨越 3 个椎骨,而回旋肌纤维仅只跨越 1 个椎骨。

3)深层短肌:指横突间肌、棘突间肌等最深层的,位于相邻椎骨之间的短肌,其作用是协同横突肌维持躯干的姿势。躯干无论位于何种姿势,腰背部肌肉都处于收缩状态,以抵抗重力。腰背部深肌收缩还可使躯干前屈、后伸、侧屈和旋转。

2. 腰背筋膜

腰背筋膜分浅、深两层包绕在骶棘肌周围。其浅层贴于骶棘肌表面,内侧附于棘突和棘上韧带,向外与背后肌腱膜紧密结合,尤其厚韧。深层位于第 12 肋和髂嵴之间,内侧附于腰椎横突,向外分隔骶棘肌和腰方肌,在骶棘肌外侧缘与浅层会合,再向外成为腹内斜肌和腹横肌的起始部之一。腰背筋膜对骶棘肌起着强有力的保护和支持作用。

3. **腰椎运动**

腰部的活动范围较大,有些患者一个体位运动不当,就会产生腰痛,因此要充分了解腰椎的正常活动度,腰椎运动包括前屈、后伸、侧屈、旋转。

(1)**腰椎前屈**:是上一椎体下缘在下一椎体上缘表面向前滑动的结果,此时椎间盘前窄后宽,腰椎生理前凸变直或稍后凸。由于腰椎前屈受到腰椎后方黄韧带、棘间韧带、棘上韧带、后纵韧带等结构的限制,因此前屈范围一般为45°左右。

(2)**腰椎后伸**:与前屈相反,为上一椎体下缘在下一椎体上缘向后方滑动,此时由于前纵韧带及后方突出的骨性结构为活动的主要限制因素,所以后伸范围略小,一般为30°左右。总的来说,腰椎的前屈、后伸是以第1骶椎为支点的多节段活动的总和。

(3)**腰椎侧屈**:侧屈范围正常值约为30°。

(4)**腰椎旋转**:旋转范围正常值约为45°。

腰椎的运动与脊柱其他节段一样,也由脊旁肌肉发动。前屈时先由腹直肌和腰大肌起动,然后上身重力使之进一步加大,而竖脊肌等则起到控制作用,当达到完全屈曲时竖脊肌控制效能消失,由前面所述的后方韧带维持控制。从屈曲位恢复到伸直位时,竖脊肌以铰链形式逐渐将腰椎拉伸伸直。后伸运动时腹肌起到控制作用。由此也进一步表明,腰椎的运动由关节、韧带及多组肌肉的协同和拮抗共同完成。

4. **腰椎影像学**

(1)**腰椎X线片检查**:X线片征象主要包括观察腰脊柱曲度有无变化,椎间隙是否狭窄,椎体后缘骨质增生情况,有无后纵韧带钙化,关节突关节有无退变肥大,椎体密度是否增高,椎弓根是否内聚,椎体有无失稳滑移等。

（2）腰椎 CT 检查：腰椎 CT 主要是观察腰椎的横断面,看看椎间盘是否突出、黄韧带是否肥厚、椎间关节是否增生等一系列引起椎管狭窄的因素。

（3）腰椎 MRI 检查：腰椎 MRI 不仅能进行横断面观察,还可以进行矢状位观察,比腰椎 CT 更加详细细致,同时腰椎 MRI 对软组织有更高的分辨率,能够查找腰椎 CT 不能观察到的信息,比如说矢状位的椎间盘游离脱垂等。

二、腰椎常见疾病的防治

临床引起腰痛的原因多种多样,这就要求临证审慎求因,先对患者年龄、性别有个初步了解。急性疼痛时间、性质、疼痛是否有诱因,疼痛是否伴体位的变化而变化,是否有其他伴随症状,是否有其他疾病一定要详细告知医生;一定要查体,往往很多老年人腰部、背部是不分的。中老人患者如果有高血压、冠心病、高血脂首先是要排除主动脉夹层、腹主动脉瘤、急性下厚壁心肌梗死、冠脉综合征这些高危致死性疾病。年轻女性需排除宫外孕、卵巢蒂扭转、黄体破裂等需急诊手术的疾病。再根据查体、病史判断是否为肾结石,是否需要行 B 超检查,最后根据患者的临床表现,以确认是否需行腰椎 X 线片、CT、MRI 检查,以明确腰椎、关节、椎间盘、软组织、韧带等有无问题。

（一）腰椎间盘突出症

1. 概念

腰椎间盘突出症是较为常见的疾患之一,主要是因为腰椎间盘各部分（髓核、纤维环及软骨板）,尤其是髓核,有不同程度的退行性改变后,在外力因素的作用下,椎间盘的纤维环破裂,髓核组织从破裂之处突出（或脱出）于后方或椎管内，导致相邻脊神经根遭受刺激或压迫，从而产生腰部疼痛，一侧下肢或双下肢麻木、疼痛等一系列临床症状。腰椎间盘突出症以第 4~5 腰椎、第 5 腰椎至第 1 骶椎发病率最高，约占 95%。

2. 临床表现

临床上有腰部外伤、慢性劳损或受寒湿史。大部分患者在发病前有慢性腰痛史。常发生于青壮年。腰痛向臀部及下肢放射，腹压增加（如咳嗽、打喷嚏）时疼痛加重。脊柱侧弯，腰生理弧度消失，病变部位椎旁有压痛，并向下肢放射，腰活动不对称受限。下肢受累神经支配区有感觉过敏或迟钝，病程长者可出现肌肉萎缩。直腿抬高或加强试验阳性，膝反射、跟腱反射减弱或消失，拇趾背伸力或跖屈减弱。

X 线片示脊柱侧弯，腰生理前凸消失，病变椎间隙可能变窄，相邻边缘有骨质增生。肌电检查可显示椎间盘突出的部位神经根受压。CT 可显示椎间盘突出的部位及程度。

3. 治疗

（1）中医治疗方案

1）陆氏银质针治疗：患者俯卧，肢体放松，使椎间隙增宽。在患侧第 3 腰椎横突注射醋酸曲安奈德和利多卡因混合液 6 mL，在臀部注射点注射维生素 B_6、维生素 B_{12}、利多卡因混合液 6 mL，起到表面局部麻醉、营养神经的效果。用陆氏银质针重点刺入次髎，具体方法：① 次髎透上髎，从次髎穴进针，斜刺 35°~45° 到上髎穴骶管孔内，再从上髎进针向上刺，到第 5 腰椎椎板；② 次髎透中髎，取次髎穴，以 45° 斜刺进针到中髎穴骶管孔内，不做提插捻转，针尖有堵塞感或有酸麻感放射至前阴或下肢即止。配合毫针针刺环跳、大肠俞（中央型则针刺双侧穴位），施以强刺激或中等刺激,使针感向远端放射,患者往往有下肢抽搐感,再配以陆氏经验穴加上肾俞、气海俞、关元俞、承扶、秩边、胞肓、足三里、阳陵泉、委中、承山、承筋以增强疗效。针柄上插上 2 厘米长艾条,温灸 20分钟,透穴入体,达到温经散寒,扶阳固脱,消瘀散结之功效。

2）正骨推拿:步骤以先疏通气血经络,后顺筋正骨为原则。推拿手法为一步松、二步顺、三步动,手法力度又称一步轻、二步重、三步中。具体操作:第一步,先在病变部位两侧骶棘肌及沿足太阳膀胱经循行之路,用揉法、捺法、拿法以舒筋通络,松解粘连,解除痉挛,达到松则通及消炎镇痛之功效。第二步,在腰部敏感压痛点及经络循行路线上穴位压痛点进行弹拨、点按、肘压等手法重点刺激,使气血流畅,痉挛肌肉进一步松解,经络疏通,通则不痛。第三步,运用腰脊拔伸法、直腿抬高压踝法、腰部突出点震颤按压法及腰椎斜扳法,使腰椎间隙尽可能有所增宽,突出髓核尽可能有所回纳,以改变突出物与神经根的位置关系,使受压迫的神经根滑离突出物,从而解除疼痛、麻木等症状。

3）中药辨证治疗方案

A. 血瘀

治则:活血化瘀,通络止痛。

方剂名称:舒筋活血汤加减。

用法:水煎,口服。

B. 寒湿

治则:散寒化湿,通络止痛。

方剂名称:麻桂温经汤加减。

用法:水煎,口服。

C. 湿热

治则:清化湿热,通络止痛。

方剂名称：三妙丸加减。

用法：水煎，口服。

D. 肝肾亏虚

治则：补益肝肾。

方剂名称：左归丸、右归丸加减。

用法：水煎，口服。

针对椎间盘急性发作期以实证为多见，予自拟羌活蠲痹汤为主随症加减。方药组成：羌活、独活、青防风、全当归、赤芍、川牛膝、炙地龙、钻地风、宣木瓜、蕲蛇、炙甘草各 9 g，蜈蚣 3 g，枳壳 6 g。具有祛风湿、通经络、活血止痛之功效。加减法：血瘀明显加三棱 9 g，紫丹参 15 g；寒湿重加制川乌、制草乌、苍术、厚朴各 9 g；痰浊盛加制南星、牛蒡子、僵蚕各 9 g；虚证者酌加补肝益肾或调补气血之味。

（2）西医治疗方案

1）药物治疗

A. 应用塞米昔布胶囊、吲哚美辛、双氯芬酸等消炎止痛药。

B. 应用调节神经药物维生素 B_1、甲钴胺。

C. 应用脱水剂甘露醇，可以解除脱出的椎间盘、神经根及周围软组织的水肿，达到消肿抗炎的目的。

D. 应用灯盏花素注射液活血化瘀。

E. 应用骨瓜提取物注射液祛除风湿，活血化瘀。

F. 必要时应用激素制剂。

2）腰椎牵引：对 X 线片及 CT 显示腰椎间隙狭窄，并有明显神经根压迫症状者，配合腰椎牵引，10 次为 1 个疗程。

上述治疗期间，嘱患者尽量卧硬板床多休息，注意保暖。一般隔天复诊治疗 1 次，2 周为 1 个疗程。

3）体外高频热疗：非急性发作期患者俯卧位，调整好电极间的距离，每日 1 次，每次 30 分钟，10 次为 1 个疗程。

（二）急性腰扭伤

1. 概念

急性腰扭伤是腰部肌肉、筋膜、韧带等软组织因外力作用突然受到过度牵拉而引起的急性撕裂伤，常发生于搬抬重物、腰部肌肉强力收缩时。急性腰扭伤可使腰骶部肌肉的附着点、骨膜、筋膜和韧带等组织撕裂。

2. 临床表现

多有腰部扭伤史，伤后腰部立即出现剧烈疼痛，疼痛为持续性，休息后减轻但不消除，咳嗽、打喷嚏、用力大便时可令疼痛加剧，腰不能挺直，转侧不利，在棘突旁骶棘肌处，腰椎横突或髂嵴后部有压痛。直腿抬高试验为阳性，但加强试验为阴性。腰椎正侧位片可排除其他病理变化。

3. 治疗

（1）手法治疗：患者俯卧，医者用两手从胸椎至腰骶部两侧，自上而下地轻轻揉按，以缓解腰肌的紧张，接着按压揉摩腰阳关等穴位，再拿捏痛侧肾俞、环跳周围，以缓解疼痛。最后术者用左手压住腰部痛点，用右手托住患侧大腿，向背侧提腿扳动，摇晃拔伸数次。

（2）药物治疗：本病多以气滞血瘀为主，治宜活血化瘀，行气止痛，可用桃红四物汤加土鳖虫、血竭等，外敷伤湿止痛膏等。

（3）针灸治疗：可取委中、昆仑、肾俞、命门、腰阳关或手部的腰痛奇穴，强刺激，并在腰部、骶部、环跳等痛点针刺加拔火罐。

(三) 腰椎滑脱

1. 概念

腰椎滑脱指椎间骨性连接异常,发生上位椎体与下位椎体表面部分或全部滑脱,引起临床症状,发病年龄 20～50 岁,发病男性多于女性。常见部位是第 4 腰椎与第 5 腰椎之间、第 5 腰椎与第 1 骶椎之间。早期腰椎滑脱者不一定有症状,逐渐出现腰痛、下肢痛和间歇性跛行的症状。腰椎滑脱的诊断主要依靠临床表现与 X 线片检查。诊断不困难。对 I 度以内的滑脱,大多数情况下非手术治疗是有效的。手术方式包括受压神经的减压,滑脱椎体的复位,以及滑脱椎体和邻近椎体的融合及内固定等。

2. 临床症状

并非所有的滑脱都有临床症状。临床症状除了与脊柱周围结构的代偿能力有关外,还取决于继发损害的程度,如关节突增生、椎管狭窄、神经根的受压等。腰椎滑脱的主要症状包括以下几个方面。

(1) 腰骶疼痛:疼痛涉及腰骶部,多为钝痛,极少数患者可发生严重的尾骨疼痛。疼痛可在劳累后逐渐出现,或于一次扭伤之后持续存在。站立、弯腰时加重,卧床休息后减轻或消失。

(2) 坐骨神经受累:峡部断裂处的纤维结缔组织或增生骨痂可压迫神经根,滑脱时第 5 腰椎或第 1 骶椎神经根受牵拉,出现下肢放射痛、麻木;直腿抬高试验多为阳性。疼痛及麻木症状可出现在两侧,但因腰椎紊乱后的扭曲侧弯可使两侧受损程度不一,而出现症状轻重不等,甚至只在单侧出现症状。

(3) 间歇性跛行:若神经受压或合并腰椎管狭窄则常出现间歇性跛行症状。

(4) 神经根受牵拉或受压迫症状:滑脱严重时,神经根受累可出现下肢乏力、鞍区麻木及大小便功能障碍等症状。

3. 体征

腰部检查可见腰椎前凸增加,臀部后凸,也可因神经根受压而出现腰椎变直。腰椎活动受限,前屈时疼痛经常加重。患椎棘突处压痛,可触及上一个棘突前移,而致局部形成台阶感。坐骨神经受损的体征常不肯定,仔细进行神经系统检查,多数患者可出现不同程度的神经根受累体征,如拇趾背伸无力,足背痛觉下降,跟腱反射减弱等。如滑脱严重,可因神经根受累而出现膀胱或直肠括约肌障碍。

分度判定:国内常用的是 Meyerding 分级,即将下位椎体上缘分为四等份,根据椎体相对下位椎体向前滑移的程度分为Ⅰ~Ⅳ度。

Ⅰ度:指椎体向前滑动不超过椎体中部矢状径的 1/4 者。

Ⅱ度:超过 1/4,但不超过 2/4 者。

Ⅲ度:超过 2/4,但不超过 3/4 者。

Ⅳ度:超过椎体矢状径的 3/4 者。

4. 治疗

虽然治疗腰椎滑脱的方法很多,但是对腰椎滑脱这种疾病而言,其实并不是每一种腰椎滑脱治疗的方法都适合每一个腰椎滑脱患者。腰椎滑脱究竟如何治疗,还应该掌握腰椎滑脱患者的病因和病症。只有搞清楚了这两点,腰椎滑脱的治疗才能取得好的治疗效果。

轻度滑脱,无明显不稳定的症状者,可采取非手术治疗。如使用腰部支架或佩戴腰围保护,腰背肌锻炼,物理治疗制动、牵引等,既可减轻症状,又可防止脊椎滑脱的进一步发展。尤其儿童、青少年单纯椎弓根崩裂可取得较好疗效。急性峡部骨折,若能早期诊断,通过制动大部分可自行愈合。老年患者均可采用本法。但若腰椎滑脱较重或逐渐加重,症状明显,经严格非手术治疗无效者需行手术治疗。

(四)腰椎管狭窄症

1. 概念

腰椎管狭窄症是腰部脊柱管因受到某种原因导致椎管管腔变窄,使其中内容物(神经根)长期受压而出现下肢、会阴部症状的一种症候群。该病可因腰椎退行性变、椎管发育性狭窄、创伤或医源性等因素引起。本症好发于 40~50 岁之男性,尤其是第 4 腰椎与第 5 腰椎之间、第 5 腰椎与第 1 骶椎之间最多见。典型症状为间歇性跛行。

2. 临床症状

长期反复的腰、骶、臀疼痛,双下肢进行性无力、麻木,疼痛性质为酸痛、刺痛或灼痛,多为双侧,可左右交替出现。多数患者出现间歇性跛行,步态不稳,行走困难。症状的轻重与体位有关,直立、腰后伸及平卧时症状加重,弯腰、下蹲、坐位时症状减轻。最典型的表现是神经源性间歇跛行。其特点是步行数十米至数百米即出现下肢疼痛、麻木、酸胀、无力等症状,坐下或蹲下休息片刻后症状明显减轻或消失,继续行走不远症状又出现,如此反复发生。但骑自行车时无症状出现。严重者可出现大小便异常,男性性功能障碍及会阴部感觉异常,甚至出现双下肢瘫痪。

3. 检查

(1)腰椎 X 线片检查:有时需加摄过伸过屈侧位片,可见椎间隙狭窄、骨质增生、椎小关节骨性关节炎改变等。多见于第 4 腰椎与第 5 腰椎之间、第 5 腰椎与第 1 骶椎之间。

(2)CT、MRI 检查:鞘膜囊和骨性椎两者大小比例改变,鞘膜囊和神经根受压,硬膜外脂肪消失或减少,关节突肥大使侧隐窝和椎管变窄、三叶状椎管、弓间韧带、后纵韧带肥厚。

4. 治疗

（1）非手术治疗：轻度的椎管狭窄用非手术疗法治疗，如推拿按摩、针灸、热敷、休息与功能锻炼、牵引等，多数患者可获得治愈或病情好转。

（2）手术治疗：严重的腰椎管狭窄症需手术治疗。适应证：① 持续性或间歇性疼痛，经长期非手术治疗无效者；② 进行性下肢神经功能障碍者；③ 有马尾神经综合征者。手术的目的是解除压迫神经根的狭窄因素。手术原则是既要彻底减压，又要最大限度地保持脊柱的稳定性。

（五）第三腰椎横突综合征

1. 概念

第三腰椎横突综合征是腰痛或腰腿痛患者常见的一种疾病，好发于青壮年体力劳动者。由于第 3 腰椎横突特别长，且水平位伸出，附近有血管、神经束经过，有较多的肌筋膜附着。在正位上第 3 腰椎处于腰椎生理前凸弧度的顶点，为承受力学传递的重要部位，因此，受外力作用的影响，该处容易受损伤从而引起附着肌肉撕裂、出血、瘢痕粘连、筋膜增厚挛缩，使血管神经束受摩擦、刺激和压迫而产生症状。

2. 临床表现

（1）多见于从事体力劳动的青壮年，男性多发，常诉有轻重不等的腰部外伤史。

（2）主要症状为腰部疼痛，疼痛因人而异，有的疼痛非常剧烈，有的则持续性钝痛。疼痛的性质一般是牵扯样的，也有呈酸痛状的。疼痛往往在久坐、久站或早晨起床后加重。症状重者还可

第三章　腰椎篇

出现沿大腿向下放射至膝以上的疼痛,极少数病例疼痛可延及小腿的外侧。不会因腹压增高(如咳嗽、打喷嚏等)而使疼痛加重。

(3)第3腰椎横突尖端有明显的局部压痛,定位固定,是本综合征的特点,有的病例可能是第3腰椎横突较长,其尖端处可触及活动的肌肉痉挛结节,在臀大肌的前缘可触及紧张痉挛的臀中肌,局部压痛明显。

3. 治疗

(1)症状较轻者,物理治疗、针灸、推拿按摩、外敷药物及口服消炎镇痛药物均有效。

(2)症状明显者在第3腰椎横突尖周围注射消炎镇痛液,一般1~3次常能取得较好的治疗效果。

(3)病史较长者加用针刀松解治疗。

(4)保守疗法无效,可考虑手术切除过长的横突尖及周围的炎性组织。

(六) 腰椎压缩性骨折

1. 概念

腰椎压缩性骨折是腰椎病的一种,是指以椎体纵向高度被"压扁"为主要表现的一种脊柱骨折,也是脊柱骨折中最多见的一种类型。该疾病的症状表现非常多,患者多出现腰腿疼痛、活动受限、站立不稳、血压不稳、心律不齐、感觉障碍等病症。受伤原因多数为从高处跌下,足或臀部着地,或重物从高处落下碰到头、肩、背造成胸腰椎体压缩性骨折,因脊椎周围有多条韧带包裹来维持稳定,所以多属于稳定性骨折。

2. 临床症状

(1)自发性骨折:即没有明显外伤史或外伤史不明确而发生

| 71 |

的骨折。通常把与骨质疏松相关的鱼口椎、扁平椎、楔状椎列为骨质疏松症的特征性改变。

（2）骨缺损：由于骨质疏松导致骨质量的下降，很容易发生骨质的压缩，产生骨缺损，如椎间盘压迹。

（3）不全性骨折：即没有明显骨折线的显微骨折。普通 X 线片检查不能发现，需通过 CT 检查、同位素骨扫描、MRI 检查才能确立诊断。患者多有轻微外伤史，表现为局部的疼痛、肿胀和活动受限。症状无特异性，与一般软组织损伤无明显差别。

（4）胸腰椎压缩性骨折：最常见。多见第 12 胸椎，其次为第 1 腰椎、第 11 胸椎，骨折的形状有鱼椎样变形、楔状椎变形、扁平椎变形，骨折部位仅限于椎体，不影响椎弓，故导致脊髓损伤的情况罕见。

3. 治疗

（1）椎体压缩性骨折患者均应卧硬板床，既可减轻疼痛，也有利于压缩椎体的复位。仰卧时，受伤部位要用小沙袋或软枕逐渐垫高，使压缩椎体逐渐被牵开、复位，恢复原有高度，但大多数患者椎体压缩的高度难以恢复到受伤前的正常高度。

（2）在卧床 1 周后，腰背部疼痛缓解以后，应当积极加强腰背肌的练习，以防止长期卧床后引起的腰背肌无力，以及以后出现的腰痛，还有助于促进压缩椎体的复位。方法：平卧位挺腰，使腰部离开床面，反复进行。锻炼时应量力而行，身体差的胸腰椎压缩性骨折患者宜减轻锻炼强度。

（3）卧床期间，可以口服一些消炎镇痛药以缓解疼痛，保持大便通畅。

（4）还应当积极加强骨质疏松的治疗，包括肌内注射降钙素，口服维生素 D、二磷酸盐制剂等措施，也可服用治疗骨质疏松的中成药如仙灵骨葆胶囊、强骨胶囊等。以后起床活动后应当多晒太阳,加强运动,多食用含钙量高的食物。

第二节　腰椎保健常见问答

一、腰肌劳损和腰椎间盘突出你分得清吗?

腰痛是疼痛科患者常见的就诊原因之一,许多人一出现腰疼,就觉得是得了腰椎间盘突出,其实大家不必一出现症状就自己盲目判断。能引发腰疼的疾病有许多种,其中最容易出现混淆的就是腰椎间盘突出和腰肌劳损这两种疾病。

下面我们从几个方面详细进行讲解,希望大家不要因为误诊而延误治疗时机。

一看有无腿痛。

腰椎间盘突出的疼痛分为三种:一是只有腰痛,二是只有腿痛,三是既有腰痛又有腿痛。由于腰椎间盘突出多发生在第 4 腰椎与第 5 腰椎间隙、第 5 腰椎与第 1 骶椎间隙,而坐骨神经正是来自第 4、第 5 腰神经根和第 1~3 骶神经根,所以,腰椎间盘突出患者多有坐骨神经痛,或有的疼痛从臀部开始,逐渐放射到大腿后外侧、小腿外侧、足背、足底外侧和足趾部。

而腰肌劳损通常只有腰痛,因此鉴别两者首先要看患者有没有腿痛。

二看压痛点。

对于单纯腰痛的患者而言,部分腰椎间盘突出患者的棘突或棘间隙有压痛,压痛点主要位于棘突旁,距离中线 1.5~3 cm 处,即背部中间。压痛时,可出现沿神经根走行的下肢放射痛。

腰背肌劳损患者通常腰椎棘突间无压痛,而腰背肌局部有压痛,即在远离背部中线的腰背部两边的肌肉。尤其对疼痛部位具体位置不清楚、按压也无明显压痛点的情况,更可能是腰椎间盘导致的腰背痛,专业术语称为腰椎间盘源性腰背痛。

从痛感来讲,腰椎间盘源性腰痛表现为隐隐作痛,而腰背肌劳损则是酸胀性疼痛,甚至是剧烈疼痛。

三看活动是否受限。

腰背肌劳损患者腰部活动度一般不受影响,通常是早晨起床或久坐起立时,腰背痛诱发加剧。相反,活动开后疼痛可明显缓解。

但是腰椎间盘突出症患者往往出现向前、后、左、右等至少一个方向的弯腰困难。

四看影像学检查。

利用 X 线片、CT 或 MRI 检查来鉴别。腰椎间盘突出患者的腰椎正侧位 X 线片往往可见腰椎侧弯,相应腰椎间隙变窄,两侧不等宽,骨赘形成等。

腰背肌劳损是指腰部肌肉、筋膜与韧带软组织慢性损伤,临床表现主要以腰痛为主,检查脊柱外形一般正常。

CT 或 MRI 检查可准确发现腰椎间盘的退变程度,明确腰椎间盘是否突出。

二、按哪些穴位能够迅速缓解腰痛?

(一)命门

命门位于腰部第 2 腰椎棘突下的凹陷处,与肚脐相对。

右手或左手握拳,以拳尖置于命门穴上,先顺时针压揉 9 次,再逆时针压揉 9 次,重复压揉 36 次。坚持按揉此穴,可起到温肾阳、利腰脊的作用。

（二）肾俞

肾俞位于第 2 腰椎棘突下,旁开 1.5 寸*处,与命门相平。

双手握拳,将拳尖放在两侧肾俞穴上,先顺时针压揉,再逆时针压揉。每天坚持按揉此穴,具有滋阴壮阳、补肾健腰的作用。

（三）腰阳关

腰阳关位于第 4 腰椎棘突下的凹陷处,约与髂嵴相平。

左手或右手握拳,以拳尖置于腰阳关上,反复按揉。该穴为督脉上阳气通过处,每天按揉,可起到疏通阳气、强腰膝、益下元的作用。

（四）腰眼

腰眼在第 4 腰椎棘突下,旁开约 3.5 寸的凹陷处,与腰阳关相平。

双手握拳,用拳尖按揉此穴,可起到活血通络、健腰益肾的作用。

（五）委中

委中位于膝关节后,腘窝横纹中点处。

双手对搓至热,以两手同时拿揉(用大拇指与其余四指的指腹相对施力)两下肢委中穴,时间约 1 分钟,可起到舒筋活络、解痉止痛的作用。

---

* 中医的寸参照"同身寸法""骨度分寸法"。

（六）腰骶

以手四指握大拇指成拳,用拳背部有节奏地叩击腰部脊柱两侧到尾骶部,左右各叩击 36 次,具有活血通络、强筋健骨作用。

（七）腰部脊柱两侧

擦腰。搓手至热,以两手掌面紧贴腰部脊柱两侧,一上一下为1 遍,连续擦 100 遍,具有温经散寒、壮腰益肾的作用。

三、日常如何预防腰痛?

（一）平日姿势

弓背伸头最伤身。几乎所有人在电脑前的坐姿都是错误的,弯着背、伸着脖子看显示器,一坐好几个小时。这会导致颈椎、肩膀前屈,诱发严重的腰、背、颈椎疼痛。

正确姿势:选择高度、后背角度可调节的坐椅;显示器别离座位太近或太远;坐时保持膝盖、大腿和后背、肘关节呈 90°,有意识地将下巴向内收,使胸腔、肩膀打开,有助于呼吸顺畅。

（二）走路

低头含胸影响心、肺功能。有专家表示很多人走路时只顾低头看路,这种方式最容易带来疲劳感。

正确姿势:抬头平视前方,迈步时应让大腿带动小腿。采用"小快步"增加双腿运动的频率,对增强心、肺功能有好处。

（三）看电视

瘫坐影响呼吸和消化。懒洋洋地坐在沙发上看电视,身体看似得到放松,其实这样不仅挤压内脏的生存空间,还易导致腰肌劳损。

正确姿势：选择稍微高一点、硬一点的沙发。如果沙发太软，可以加个坐垫；如果座位太深，不妨在腰后放一个腰背枕，使腰背直立。

（四）站立

站时身体歪向一边，脊柱受罪。在公交车、地铁上，随处可见歪身站立的人。这种站姿会造成腰椎两侧受力不均，导致腰背疼痛。

正确姿势：两腿直立，小腿和腹部微微收紧，重心稍微向前，两眼平视前方。如需长期站立，每隔10分钟用"稍息"动作交换重心。

（五）下楼梯

踢踏使膝关节负重。有些人下楼晃晃悠悠，脚步不稳，这样特别伤膝盖。

正确姿势：膝盖与脚尖应呈垂直状态，如迈出右脚时，右膝盖应尽量放松，让身体的重量能沉落到脚底。下楼时最好全脚掌着地，避免左右摇晃。

（六）跑步

只抬小腿，膝盖遭殃。为什么有些人跑起来看着轻盈，有些则拖泥带水？专家表示，不好看的跑姿既伤害身体，也容易疲劳。

正确姿势：跑步时，通过上臂、髋关节、大腿、小腿的联动把腿"送出去"，着地时膝关节微屈，脚掌从后跟到前掌"滚动着地"，这种姿势肌肉最省力，膝关节压力小，对心、肺的锻炼最充分。

四、腰围能经常使用吗?

对于患有腰椎间盘突出和其他下腰部疾患的患者佩戴腰围是不错的治疗方法,但在佩戴腰围时注意以下几点。

(1)选择腰围的规格要与自身腰的长度、周径相适应,其上缘须达肋下缘,下缘至臀裂。腰围后侧不宜过分前凸,以平坦或略向前凸为好。不要使用过窄的腰围,以免腰椎过度前凸,也不要使用过短的腰围,以免腹部过紧。一般可先试戴半小时,以不产生不适感为宜。

(2)佩戴腰围可根据病情掌握时间,在腰部症状较重时,应经常佩戴,不要随时取下(病情轻的患者除外),特别是要较长时间站立或保持一个姿势坐着时戴上腰围,在睡觉及休息时取下。

(3)佩戴腰围后应注意腰部活动。由于腰围仅限制了屈曲等方面的活动,却不能减少重力,所以戴上腰围仍要注意避免腰部过度活动,一般以完成日常生活、工作为度。

(4)在使用医用腰围期间,应在医生指导下,逐渐增加腰背肌锻炼,以防止和减轻腰肌的萎缩。

五、如何自我初步辨别腰痛?

(一)发热伴腰痛

该情况应考虑到化脓性脊椎炎、腰椎间盘感染或腹膜后感染。咽喉部炎症后伴有腰痛者,多系因溶血性链球菌感染后发生变态反应所致的风湿性疾患。长期低热伴腰痛及活动障碍者,尤以青少年多见时,应注意是否有脊椎结核的可能。总之,对发热伴有腰痛者,应首先查明发热的原因。实验室血、尿、大便三大常规加血沉检查,以及胸部 X 线片检查等都是发热的常规检查项目。

（二）腰痛部位

腰痛局限于两侧软组织,多为骶棘肌或腰背筋膜病变。腰痛在棘突的浅表部,多为棘上韧带或棘间韧带病变。若腰痛部位集中在腰骶关节或骶髂关节附近,可疑诊腰骶关节劳损或骶髂关节炎。

（三）腰痛性质

腰肌劳损,多表现为慢性钝痛。棘上韧带、棘间韧带损伤,多表现为尖锐刺痛或割裂样疼痛。腰椎间盘突出除腰部疼痛外,还可出现下肢放射样疼痛,并有阵发性加剧(即咳嗽、大便用力时下肢放射痛会加重)。

（四）腰部疼痛轻重在一天中所出现的不同时间

清晨起床即出现腰痛,当稍做些腰部活动后腰痛又可以明显缓解,多提示腰椎退行性病变。晨起时腰痛一般,但午饭后逐渐加重,多提示腰椎间盘突出。白天腰无明显疼痛,在入夜之后,令人烦恼的腰痛加剧(即夜间痛),多提示脊椎肿瘤或椎管内占位性病变。

（五）腰痛与年龄的关系

青年人慢性腰部疼痛,常见于椎体骺板骨软骨病(又称休门氏病或青年性驼背)或强直性脊椎炎。老年人慢性腰部疼痛,常见于退行性脊椎炎或老年性骨质疏松症。

（六）腰痛与性别的关系

女性慢性下腰痛,伴有规律性周期性改变者,可能与妇科盆腔内疾病有关。若在产后出现慢性持续性下腰痛,可能是致密性髂骨炎。

（七）腰痛与气象改变的关系

在气温较寒冷、湿度增加，或"黄梅"时节阴雨缠绵之时，腰痛加剧，多提示风湿性腰痛、纤维组织炎等疾病。这类患者常嘲笑自己简直就是一个"小气象台"。

（八）腰痛与工作情况的关系

在办公室长期久坐工作的人们，易出现腰肌劳损。长期重体力劳动者，尤其是搬运工、翻砂工等，易患腰椎增生、肥大之类的退行性疾病。举重运动员或芭蕾舞男演员易出现腰椎椎弓根崩裂。

（九）腰痛与步行情况的关系

难以步行者，多属急性腰部疼痛或重症腰痛患者，应高度重视，不可疏忽。出现间歇性跛行者，即以休息为特征的步行障碍。例如，当行走 500 米左右，即出现行走障碍，需休息片刻或小坐一会又可行走；但是再走 500 米左右，又再次出现行走障碍，应考虑椎管狭窄症。步态不稳或蹒跚者，应考虑椎管内占位性病变或脑、脊髓病变。

当然，腰痛症状纷繁复杂，没有经过专业的学习和临床实践，往往很难对复杂性腰痛做出正确的诊断，这里只是提供给读者初步的认识。当确实难以判断或自治无效时，还是建议到正规的医院就诊，以免错失治疗良机。

六、腰痛时怎么锻炼？腰痛时可以散步，或跑步，或跳舞，或练瑜伽吗？

不是任何一种锻炼对每一个人都适宜，也不是每一种锻炼都能对人体全身产生必要的帮助，如跑步、走路对人的肺功能的改善有益，但却对患有脊柱、关节疾病的人有害（尤其是体重偏胖的人）。因为跑步、走路等活动过程中，脊柱、关节需要承担体重。

对腰痛患者来说，正确锻炼的重要性不亚于任何治疗。

有确切资料表明，长期的、有针对性的锻炼，能明显减少腰痛复发的概率及减轻复发时的症状。下面介绍两种锻炼方法。

（1）俯卧于床面，上背部抬起，见图3-1。

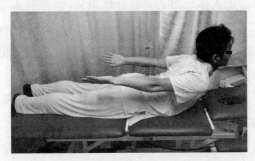

图3-1　俯卧于床面，上背部抬起

（2）俯卧于床面，上背部及并拢的两腿同时抬起，见图3-2。

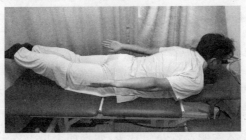

图3-2　俯卧于床面，上背部及并拢的两腿同时抬起

锻炼要点：躯体抬起，在空中停留约5秒钟后再放下来，休息约8秒钟后，再次抬起。

锻炼次数：感觉到微疲倦即停止。不可贪多，以免过度锻炼导致劳损，反而得不偿失。

以上两种锻炼方式对所有腰痛患者均适宜。也许有人说:"这两种锻炼对我来说太难了,尤其是第2个锻炼,我根本不能把腿抬起来。"没关系,你只要有抬起的动作,能感受到背部肌肉紧张,就起到了锻炼的效果。

另外,游泳是非常好的锻炼,对于体型偏胖的人尤其适宜(因为水的浮力帮助人体承担了大部分体重)。也许有人会说:"我不会游泳呀!"不会游泳没关系,我们的要求是,只要你在水里运动(哪怕只是动动手、动动脚),就起到了锻炼的效果。但是最好是在温水里游泳。如果是普通游泳池,则需要每次游泳结束后及时将身体擦干,并注意保暖。对部分背部肌肉松弛的患者,倒退行走有一定帮助。

练习瑜伽需要循序渐进,尽量避免盘腿弯腰的姿势,因为有些瑜伽动作需要扭曲身体,使身体韧带关节活动到极限,做完后给人以轻松的感觉。但如果是老年人,并且是以前没有接触过相关锻炼的初学者,要当心过度锻炼会造成新的损伤,这样非但起不到锻炼预防和治疗作用,还会适得其反。

七、你会坐吗?

腰痛,可以算久坐族的职业病之一。可是,当你去医院就诊时,医生大多会交代"注意不要久坐"。这下很多人犯了难:"我得坐着上班,不久坐能怎么办?"其实,如果你不得不久坐,一些小妙招就能让你"坐"着说话不腰疼。

(一) 尽量往前坐

很多人刚开始工作时,都坐得很端正,但过一段时间,姿势就不由自主地"垮掉了"。工作时,最好尽量把椅子前移,使身体距离桌边保持一拳的距离,有助于控制姿势。为减少不良坐姿对关节、肌肉、肌腱和骨骼的压力,坐着时身体最好保持三条直线。手、手腕、前臂呈一条直线,基本与地面平行;头与躯干平直呈一条线,肩膀、上臂放松;调整椅子位置,让大腿与地面平行呈一条直线。另外,在腰后垫一个靠垫也可缓解腰椎的压力。

（二）必须久坐时中途搞点"小动作"

听课、开会等不得不久坐的场合,大家可以搞点儿"小动作"。下面这两个动作,连续做 5~10 次,有助腰部放松。

1. 坐位挺身

身体坐直,双肘屈曲呈 90°,向后抵住椅背,感觉整个后背绷紧,维持姿势 10 秒之后,放松 10 秒为一次。

2. 坐位猫式伸展

后背紧贴椅背,双手向前伸出,腹部用力向后缩,就像猫在伸懒腰,维持姿势 10 秒之后,放松 10 秒为一次。

虽然这些小妙招能放松腰椎,但除了脊柱,久坐还会对人体心肺、神经、消化等各个系统产生不良影响。因此,为了其他器官的健康,还是要请你"尽量不要久坐"。

八、怎样的椅子最适合腰椎保健?

上班族平均每日保持坐姿的时间在 5 小时以上,而银行业、计算机行业等特定职业,保持坐姿的时间更久。对于腰痛患者来说,选择一把合适的椅子帮你减轻痛苦,避免腰部进一步损伤,也对高危人群起到预防作用。

第一要高低合适:坐在椅子上,保持整个脚掌可以轻松的放在地上,膝关节和踝关节保持90°,这样的高度是最适合,此时腿部和臀腰部的受力达到合适比例,既不能把体重过多压在腰臀部,也不能把重量过度压在腿上。

第二要有椅背:坐着时,上半身的重量都集中在腰部,并且坐姿是处于不稳定状态,腰部大肌群保持收缩状态,就像斜拉桥的铁索时刻拉近,此时腰椎间盘所受的压力是站立位的2~3倍。如果有椅背依靠,则可以增加腰椎稳定性,使腰肌的拉力减少并承担一部分负荷,使腰椎的压力减少。好的椅背要兼具两个要素。一是指椅背底部要有向前的弧度,呈现优雅的曲线美,因为人的腰椎有前凸的弧度,这样才能与有弧度的人体腰椎相契合,实现"人椅合一"。椅背上部要稍后仰,使之与后凸的胸椎相契合。二是指椅背的软硬要适中,坐着时身体能微微后仰。因为腰椎间盘内的压力随着坐位角度的不同而变化,所以当坐位角度在95°~105°之间,且局部有支撑时,椎间盘内压力最小,也是最舒服的状态。

第三要有扶手:减轻脊柱负担,扶手跟椅背的功能相似,可以有效地分担一部分负荷。当我们把手放在扶手上时,上身的部分重量被扶手分担,并且手扶后人体躯干处于稳定,腰肌群会减少收缩压力,腰部受力大幅减少。扶手的高度要合适,最好能让上肢放松地搭在上面,而不会因为过高或过低牵拉到颈肩部或者胸背、腰背部的肌肉、筋膜等软组织。

第四避免有轮子:当一个椅子带有轮子,粗看好像可以提供方便,工作时滑来滑去很自如,但是我们的人体有非常卓越的位置觉和平衡感。当椅子带有轮子身体摆动时会有轻度的位移,此时大脑通过平衡感受器接收到信息,我们的大脑会编译出一套平衡反射系统,控制全身的肌肉。因为这是一种正常人体的条件反射,所以我们并没有意识到身体的变化。此时躯干肌肉群会在大脑指挥下不断收缩保持平衡,腰部大肌群的收缩会引起腰椎压力的变化,大多数情况下会增加压力,使腰椎长期处于负荷状态,增加患病概率。

九、怀孕妈妈腰痛怎么办?

怀上孩子对妈妈来说是一件快乐的事,但当腹中孩子一天天长大时,腰部的负荷也越来越重,腰痛这个"甜蜜的负担"让很多准妈妈茶饭不思、夜不能寐。

(一) 孕期腰痛原因有哪些?

(1) 孕早期的腰背疼,在胎盘分泌的激素(雌激素、孕激素)作用下,骨盆中以往稳固的关节开始松弛、慢慢张开,脊柱、骨关节的韧带也开始松弛,以便为分娩做准备。这时,部分孕妇就会觉得腰背疼痛,但一般疼痛比较轻微。

(2) 子宫不断增大,羊水和胎儿重量不断增加,可以直接压迫体内其他组织,如坐骨神经等引起腰痛和腿痛。孕中后期身体重心渐渐向前移,孕妇在站立或走路时,为保持重心平衡,将身体后倾,而这种姿势加重了腰背部的韧带和肌肉的负荷,也会导致或加重腰背痛。

(3) 既往有腰椎间盘突出或之前腰部受过伤等问题,也会使孕妇更易出现腰背痛。

(二) 哪些孕妇容易感到腰痛?

(1) 体质柔弱、骨盆窄小。

(2) 干体力活、需要提重物、经常弯腰。

(3) 怀双(多)胞胎或胎儿发育较大。

(4) 妊娠期体重增加过多。

（5）行走、站、坐等姿势不正确。

（三）怎样才能减轻孕妇腰痛？

（1）如果孕妇在孕前就患有坐骨神经痛、腰椎间盘突出或者腰部曾受过伤，需要向骨科医生求助；如果是孕中、晚期才开始出现的腰背痛，那多是孕期正常的骨骼、韧带反应，可通过改变自己的生活习惯来缓解腰酸背痛症状。

（2）使用孕妇专用腰围，用以支撑腰部，从而缓解疼痛。

（3）保持正确姿势。正确的站立姿势是两腿微分，后背伸直，挺胸，收下颌。坐下来的时候要避免驼背弓腰，应在自己感觉舒服的限度内，尽量把背直起来；大腿要全部都落座在椅子上，且保持膝盖与臀部同一水平；不要出现翘"二郎腿"等不良坐姿。

（4）适当进行运动。选择适合的孕妇体操或游泳，根据个人情况锻炼。

（5）不要睡太软的床。床太软容易使腰部下陷，导致或加重腰痛。尽量选择左侧卧位，这样能增加流向胎盘的血量。躺下去的时候，两腿下放个枕头支持大腿重量，后背放个枕头支持后背，降低后背张力；腹部下面放个枕头支持子宫。

（6）站起、坐下不要过快，最好手上扶着助力物体。要选择比较舒服的鞋子，不穿高跟鞋，鞋跟保持在 3~4 cm。可以多吃一些富含蛋白质、钙质、B 类维生素、维生素 C 和维生素 D 的食物。

（四）怀孕期间得了腰椎间盘突出该怎么办？

孕妇怀孕期间，内分泌激素发生改变，孕妇体内的各种韧带比较松弛，腰部稳定性减弱。怀孕时子宫内一个受精卵逐渐发育成为几千克的胎儿，增加了腰椎的负担，而且这种负担直至胎儿分娩出都持续存在。在此基础上，若有腰肌劳累和扭伤，就很可能发生腰椎间盘突出。

怀孕期间患上腰椎间盘突出，一定要注意以下几点。

（1）不宜使用膏药，因为膏药多为活血化瘀药物，特别是含麝香等中药的膏药绝对禁止使用，以免造成胎儿躁动，甚至流产。

（2）不宜使用药油、药酒等，因为这类药物可能含有导致流产可能性的药物成分。

（3）谨慎服用止痛药，因为很多止痛药对胚胎发育造成影响，甚至导致胎儿发育异常。

（4）孕妇腰椎间盘突出的治疗，主要采用一些安全、止痛的方法暂时缓解症状，要想完全治愈则需要等生完孩子后进行。

十、腰痛时冷敷与热敷应该怎样选择？

经常有患者问："腰痛时冷敷好还是热敷好？"腰痛时，一般热敷会缓解疼痛，但急性炎症引起的腰痛则要冷敷。在家中进行腰痛处理时，只有当出现患部赤红或发烫症状时，才用冷敷，其他症状可以慢慢地温敷。但原则上，冷敷感觉舒服就冷敷，热敷感觉舒服就热敷。冷敷或热敷之后，如果感觉疼痛加剧，应停止敷。

（一）冷敷

外伤腰痛的急性期或急性腰痛，疼痛处出现红肿并发烫现象时，一般冷敷能使疼痛减轻。冷却患部可以起到抑制炎症、缓解疼痛的作用。

1. 冷敷袋的制作方法

将五六块冰块放入较厚的塑料袋中，再加入少许盐以降温，封好塑料袋口，最后再用毛巾包好便可使用。

2. 冷敷袋的使用方法

将冷敷袋放在疼痛处 1 分钟后移开,然后用干毛巾擦掉肌肤上的水分。隔 5 分钟冷敷一次,共敷 5 次。

3. 建议

冷敷时间过长可能会导致血液循环不畅,当疼痛处没有发烫时就停止冷敷。腰痛时可采取冷敷处理的仅限于部分处于急性期的疼痛,且是临时性的措施。

(二) 热敷

绝大多数腰痛通过热敷之后都会感觉舒服些。因为热敷后血管得到扩张,血液循环加快,肌肉紧张得到缓解,从而减轻疼痛。因此,慢性腰痛的患者平时要尽量保持腰部暖和。如果突出发生剧烈腰痛,当时冷敷感觉舒服的患者,应在过了急性期后尽快恢复腰部温度,因为腰部过冷反而易引起腰痛。

1. 热敷袋的制作方法

将毛巾放到温度较高的开水里浸透,为了防止烫伤,请戴橡胶手套将毛巾拧干,再装入塑料袋即可;或将用凉水浸透的毛巾拧干之后,放入微波炉加热也可。

2. 热毛巾的使用方法

侧卧时,采用感觉较舒服的弯腰屈膝的姿势侧卧,将热毛巾敷在疼痛处,为了防止热毛巾变凉,可以用浴巾盖在上面。俯卧时,为了防止腰弯曲,可以在肚子下方垫上坐垫或靠垫。如果你用热毛巾直接敷在肌肤上,那么结束之后请用干毛巾将肌肤上的水气擦掉。

3. 建议

热毛巾容易冷却,如果需要较长时间持续热敷,那么使用一次性暖宝宝更为方便。最简单有效的方法是泡澡,用温热水慢慢地浸泡。

第四章

常用传统导引锻炼篇

第一节　简化太极

太极拳是我国民族文化遗产之一，有着悠久的历史，是中国的一种传统拳术，也是一种强身健体的运动项目。

太极拳的运动特点：自始至终都贯穿着"阴阳"和"虚实"，每个拳势都具有"开与合、圆与方、卷与放、虚与实、轻与沉、柔与刚和快与慢，并在动作上有左右上下、里外大小和进退"等对立统一的独特形式。

这种运动不仅自然，而且高雅。这种运动具有哲学的内涵、美的造型、诗的意境，患者可以在这种高级的享受中，使疾病消失，身心健康。

（1）改善大脑功能：练太极拳时，要求精神贯注，不存杂念。在这样的意识支配下，人的意念始终集中在动作上，除去大脑对其他杂念的干扰，专注于调整全身变化和协调动作，使神经系统受自我控制的能力增强。练习动作需要完整一体，从眼神到上肢再到下肢，上下不散，前后连贯，绵绵不断。由于某些动作复杂，需要有较好的支配与平衡能力，大脑时刻处于紧张状态，这也训练了中枢神经系统，从而强化大脑的调节。

（2）激活身体功能：在物质生活不断提高的时代，年纪越大，自身各个器官的功能越退化,太极拳能够激活全身,让各大器官及全身细胞充分锻炼,恢复细胞活性,增加细胞活力。而且太极的气息调节能让内心平缓,提高睡眠质量。

(3)强化循环功能:太极拳的动作包括各组肌肉、关节的活动,也包括有规律的呼吸运动,特别是横膈运动。因此,它能改善血液及淋巴的循环,从而减少体内瘀血。肌肉的活动关系到静脉血液回流,呼吸运动也会加速静脉的回流。太极拳舒展的动作要求有意识地使呼吸与动作相结合,能更好地改善血液与淋巴的循环。

(4)提高骨骼、肌肉质量:太极拳弧形动作使全身肌肉群和肌肉纤维都在收缩,后经过反复地拉伸,使肌肉能运动到平时所不能达到的长度,长年累月,使肌肉匀称丰满,柔韧而富有弹性,且增加收缩能力。肌肉的收缩使骨骼的牵拉和代谢加强,改善骨骼的血液供给,使骨的结构和性能发生好的变化,骨质也会提高,这就提高了骨的抗折、抗弯方面的能力。

(5)补气血通经络:太极拳对身体的益处,不仅在于使肌肉和骨骼强劲,更在于补充人体的气血和疏通人体经络。这方面,用西方的研究手段,难以把握和衡量,只能运用样本和跟踪归纳的方法才能够进行研究发现。中医讲究"不通则痛""不荣则痛",人体的很多疾病和损伤,都是由于经络不通和气血不足造成的。太极拳讲究"动静之机",静中有动,动中寓静,而气血的补充和滋长,恰恰在动静之间得以实现。若人体的气血充足,则助益于经络的通畅,解除人体的疾病和排除隐患。简化太极(24式)具体如下。

一、起势

① 两脚开立,② 两臂前举,③ 屈膝按掌。

二、野马分鬃

A. ① 收脚抱球,② 左转出步,③ 弓步分手。

B. ① 后坐蹩脚,② 跟步抱球,③ 右转出步,④ 弓步分手。

C. ① 后坐蹩脚,② 跟步抱球,③ 左转出步,④ 弓步分手。

三、白鹤亮翅

① 跟半步胸前抱球,② 后坐举臂,③ 虚步分手。

四、搂膝拗步

A.① 左转落手,② 右转收脚举臂,③ 出步屈肘,④ 弓步搂推。

B.① 左搂膝拗步后坐蹩脚,② 跟步举臂,③ 出步屈肘,④ 弓步搂推。

C.① 右搂膝拗步后坐蹩脚,② 跟步举臂,③ 出步屈肘,④ 弓步搂推。

五、手挥琵琶

① 跟步展手,② 后坐挑掌,③ 虚步合臂。

六、倒卷肱

① 两手展开,② 提膝屈肘,③ 撤步错手,④ 后坐推掌(重复3次)。

七、左揽雀尾

① 右转收脚抱球,② 左转出步,③ 弓步棚臂,④ 左转随臂展掌,⑤ 后坐右转下捋,⑥ 左转出步搭腕,⑦ 弓步前挤,⑧ 后坐分手

屈肘收掌,⑨ 弓步按掌。

八、右揽雀尾

① 后坐扣脚、右转分手,② 回体重收脚抱球,③ 右转出步,④ 弓步掤臂,⑤ 右转随臂展掌,⑥ 后坐左转下捋,⑦ 右转出步搭手,⑧ 弓步前挤,⑨ 后坐分手屈肘收掌,⑩ 弓步推掌。

九、单鞭

① 左转扣脚,② 右转收脚展臂,③ 出步勾手,④ 弓步推举。

十、云手

① 右转落手,② 左转云手,③ 并步按掌,④ 右转云手,⑤ 出步按掌(重复2次)。

十一、单鞭

① 斜落步右转举臂,② 出步勾手,③ 弓步按掌。

十二、高探马

① 跟步后坐展手,② 虚步推掌。

十三、右蹬脚

① 收脚收手,② 左转出步,③ 弓步划弧,④ 合抱提膝,⑤ 分手蹬脚。

十四、双峰贯耳

① 收脚落手,② 出步收手,③ 弓步贯拳。

十五、转身左蹬脚

①后坐扣脚,②左转展手,③回体重合抱提膝,④分手蹬脚。

十六、左下势独立

①收脚勾手,②蹲身仆步,③穿掌下势,④整脚弓腿,⑤扣脚转身,⑥提膝挑掌。

十七、右下势独立

①落脚左转勾手,②蹲身仆步,③穿掌下势,④整脚弓腿,⑤扣脚转身,⑥提膝挑掌。

十八、左右穿梭

①落步落手,②跟步抱球,③右转出步,④弓步推架,⑤后坐落手,⑥跟步抱球,⑦左转出步,⑧弓步推架。

十九、海底针

①跟步落手,②后坐提手,③虚步插掌。

二十、闪通臂

①收脚举臂,②出步翻掌,③弓步推架。

二十一、转身搬拦捶

①后坐扣脚、右转摆掌,②收脚握拳,③垫步搬捶,④跟步旋臂,⑤出步裹拳拦掌,⑥弓步打拳。

二十二、如封似闭

① 穿臂翻掌,② 后坐收掌,③ 弓步推掌。

二十三、十字手

① 后坐扣脚,② 右转蹩脚分手,③ 移重心扣脚划弧。

二十四、收势

① 收脚合抱,② 旋臂分手,③ 下落收势。

第二节　八段锦

八段锦,是指由八段连续动作组成的强身健体和养生延年的一种功法。"八段"是指其动作共有八节;"锦"有典雅华美之意,通过肢体躯干合理的屈伸俯仰,使全身筋脉得以伸拉舒展,起到调和脏腑、行气活血、通经活络、增智强体的作用。

一、基本手法

1. 拳
拇指内收其余四指弯曲收于掌心。

2. 掌
掌一:五指稍分开,掌心微合。掌二:拇指与食指分开呈八字状,其余三指屈收。

3. 爪
伸直手腕,五指并拢,屈收扣紧。

二、基本步型

基本步型为马步。

三、功法作用

宁静心神,调整呼吸,内安五脏,端正身形,从精神和肢体上做好练功前的准备。

四、注意事项

习练时形体动作要柔和匀缓,圆活连贯,刚柔相济,松紧结合。运动量因人而异,不可强求,以运动后不觉疲劳、微微有汗为宜。

过饥、过饱不宜习练;血压过高不宜习练;患严重器质性疾病不宜习练;妇女经期及孕妇不宜练习。

1. 预备式

两脚并步站立,两臂垂于体侧,目视前方,左脚向左开步,与肩同宽,两臂内旋向两侧摆起,与髋同高,掌心向后。两腿稍屈膝,同时两臂外旋,向前合抱于腹前,掌心向内,两掌指尖距约 10 cm,目视前方。

2. 第一式(两手托天理三焦)

首先两臂外旋微下落,两掌五指分开在腹前交叉,掌心向上,目视前方。然后,挺膝伸直,同时两掌上托于胸前,随后两臂内旋向上托起,掌心向上,抬头目视两掌,两掌继续上托,手伸直,同时下颌内收,动作稍停,目视前方。然后,两腿膝盖微屈,同时两臂分别向身体两侧下落,两掌捧于腹前,掌心向上,目视前方。全部动作一上一下为 1 次,共做 6 次。

作用:通过两手交叉上举,缓慢用力,保持伸拉,可使三焦通畅,气血调和。通过拉长躯干与上肢各关节周围的肌肉、韧带,以及关节软组织,可提高关节的灵活性,对防治肩颈疾患具有良好的作用。

3. 第二式(左右开弓似射雕)

第一个动作,重心右移,左脚向左开步站立,膝盖缓慢伸直,两掌向上交叉于胸前,左掌在外,目视前方。第二个动作,右掌屈指,向右拉到臂前,左掌呈八字,左臂内旋,向左推出,与肩同高;同时,双腿屈膝半蹲成马步,动作略停,目视左前方。第三个动作,重心右移,两手变自然掌,右手向右划弧与肩同高,掌心斜向前,重心继续右移,左脚回收呈并步站立,同时,两掌捧于腹前,掌心向上,目视前方。右式动作与左式相同,只是左右相反,一左一右为1次,共做3次。做第3次最后移动时,身体重心继续左移,右脚回收呈开步站立,膝盖微屈,同时两掌下落,捧于腹前,目视前方。

作用:有效地煅炼下肢的肌肉,提高平衡和协调能力,同时增加前臂和手部肌肉的力量,提高手腕关节及指关节的灵活性,并有利于矫正驼背、肩内收等不良姿势,很好地预防肩、颈疾病。

4. 第三式(调理脾胃需单举)

第一个动作,两腿挺膝伸直,同时左掌上托,经面前上穿,随臂内旋上举至头的左上方,右掌同时随臂内旋下按至右髋旁,指尖向前,动作略停。第二个动作,两腿膝盖微屈,同时左臂屈肘外旋,左掌经面前下落于腹前,同时右臂外旋,右掌外旋,且右掌向上捧于腹前,目视前方。右式动作与左式动作相同,但左右相反,该式一左一右为1次,共做3次。做到第3次最后移动时,两腿膝关节微屈,右掌下压至右髋旁,指尖向前,目视前方。

作用:具有调理脏腑经络的作用。该式动作可使脊柱内各椎骨间的小关节及小肌肉得到锻炼,从而增强脊柱的灵活性与稳定性,有利于预防和治疗肩、颈疾病。

5. 第四式(五劳七伤往后瞧)

第一个动作,两腿挺膝,重心升起,同时两臂伸直,指尖向下,目视前方。第二个动作,两臂外旋,掌心向外,头向左后转,动作稍停,目视左斜后方。第三个动作,两腿膝盖微屈,同时两臂内旋按于髋旁,指尖向前,目视前方。右式动作与左式动作相同,方向相反。该式一左一右为 1 式,共做 3 次,做到第 3 次最后移动时,两腿膝关节微屈,同时两掌捧于腹前,目视前方。

作用:增加颈部及肩关节周围肌群的收缩力,增加颈部运动幅度,活动眼肌,改善眼肌疲劳及肩颈等背部疾患,改善颈部及脑部血液循环,有助于解除中枢神经系统的疲劳。

6. 第五式(摇头摆尾去心火)

第一个动作,重心左移,右脚向右开臂站立,同时两掌上托至头上方,肘关节微屈,指尖相对,目视前方。第二个动作,两腿屈膝半蹲呈马步,同时,两臂向两侧下落,两掌浮于膝盖上方。第三个动作,重心向上稍升起,随之重心右移,上体向右侧移,俯身,目视右脚面。第四个动作,重心左移,同时上体由右向前、向左旋转,目视右脚跟。第五个动作,重心右移呈马步,同时,头向后转,上体立起,目视前方。右式动作与左式动作相同,方向相反,该式一左一右为 1 次,共做 3 次。做这 3 次后重心左移,右脚回收成开步站立,同时,两臂经两侧上举,两掌心相对,两腿膝盖微屈,同时两掌下按至腹前,指尖相对,目视前方。

作用:在摇头摆尾过程中,脊柱腰段、颈段大弧度侧屈,反转及回旋,可使整个脊柱的头颈段,腰腹及臀部肌群参与收缩,既增加了颈、腰、髋关节的灵活性,也发展该部位的肌力。

7. 第六式(两手攀足固肾腰)

两腿挺膝,伸直站立,同时,两掌指尖向前,两臂向前、向上举起,肘关节伸直,掌心向前,目视前方。第二个动作,两臂屈肘,两掌下按于胸前,掌心向下,指尖相对。第三个动作,两臂外旋,两掌心向上,之后,两掌掌指经腋下后擦。第四个动作,两掌心向内,沿脊柱两侧向下摩运至臀部。随之上体前俯,沿腿后向下运,经脚两侧至于脚面,抬头,目视前下方,动作略停。第五个动作,两掌沿地面前伸,随之用手臂带动上体立起,两臂肘关节伸直上举,掌心向前。该式一上一下为 1 次,共做 6 次。做完 6 次后两腿膝关节微屈,同时两掌向前下按至腹前,掌心向下,指尖向前,目视前方。

作用:有助于防治泌尿生殖系统的一些慢性病,达到固肾壮腰的目的。通过极度大弧度前屈后伸,可有效增强躯干前后伸屈肌群的力量与伸展性,同时对于腰部的肾、肾上腺、输尿管等器官有良好的牵拉按摩作用,可以改善这些器官功能,刺激这些器官活动。

8. 第七式(攒拳怒目争气力)

第一个动作,重心右移,左脚向左开步,两腿半蹲成马步,同时两掌握拳于腰侧,大拇指在内,目视前方。第二个动作,左拳向前冲出,与肩同高,目视左拳。第三个动作,左臂内旋,左拳变掌,目视左掌。第四个动作,左臂外旋,肘关节微屈,同时左掌向左缠绕,变掌心向上后,握住,大拇指在内,目视左拳。第五个动作,左拳屈肘回收至腰侧,拳眼向上,目视前方。右式动作与左式动作相同,该式一左一右为 1 次,共做 3 次,做完 3 次后重心右移,左脚回收呈并步站立,同时两拳变掌回于体侧,目视前方。

作用:可刺激肝经,使肝血充盈,肝气输泄。同时可使全身肌肉、经脉受到劲力牵张刺激,长期锻炼可使肌肉结实有力,气力增加。

9. 第八式(背后七颠百病消)

第一个动作,两脚跟提起,动作稍停,目视前方。第二个动作,两脚跟下落,轻震地面,该式一起一落为一次,共做 7 次。

作用：可刺激足部有关经脉,调节相应脏腑功能,同时使全身脏腑经络气血通畅,阴阳平衡。踮足而立,可强化小脚后群肌肌力,拉长主体肌肉韧带,提高人体的平衡能力。落地震动可轻度刺激下肢及各关节内外结构,使肌肉得到了很好的放松、复位,有助于解除肌肉紧张。

10. 收势

第一个动作,两臂内旋向两侧摆起,与髋同高,掌心向后,目视前方。第二个动作,两臂屈肘,两掌相结于腹部,男性左手在里,女性右手在里。第三个动作,两臂回于体侧。

作用：使气息归元,整理肢体,放松肌肉,娱乐心情,进一步巩固练功的效果,逐渐恢复到练功时安静的状态。

第三节　易筋经

《易筋经》中多是中国传统的养生功夫。目前考证出现最早的《易筋经》版本是道光年间的来章氏《少林易筋经》,其中有紫凝道人的《易筋经义》跋语,称此书传于"绍黄两家",并历数"禅家""宗门""金丹""清净""泥水"诸术语,显系明人手笔。

清代凌延堪在《校礼堂文集与程丽仲书》中,认为《易筋经》是明代天台紫凝道人假托达摩之名所作。当然,还有其他说法。

一、易筋经对人体的作用

(一) 改善神经系统

神经系统可调节全身各器官功能活动,保持人体内部的完整统一,以适应外部环境的变化需要。

易筋经用意念、呼吸相结合的方式,促进大脑神经细胞功能更完善,保持神经系统兴奋和抑制协调,可以帮助我们很好地放松身心。坚持练习还具有很好的治病功效。

(二)提高循环系统功能

由于易筋经不同于其他运动,它动作舒展缓慢,使全身肌肉放松,心脏得到充足供血,且不会加快心率,加重心脏的负担,所以能起到预防心脏病的作用。

易筋经通过缓慢、细长、均匀的腹式呼吸,使人体肺部的氧气充足。这种规则性、持续性、有节奏的运动对心肺功能起到了促进作用,同时促进肠胃蠕动,增强消化和排泄功能。因此,经常锻炼易筋经,对心脏病、肺病、肠胃病等有防治作用。

(三)改善骨骼、平衡能力

摔倒而导致的骨折是老年人常见的意外之一。这是因为老年人的骨质疏松是由骨骼钙质减少而致。易筋经运动中有部分动作专门练习平衡能力,使平衡能力得到充分的锻炼。

练习易筋经时,常常一条腿支撑了全身的重量,使腿部受力增加,骨质的含钙量也会有所增加,当然骨骼也就变得更坚固。

(四)调节机能,延缓衰老

信息时代,人们的工作、生活节奏越来越快,大脑长期处于高度紧张状态,久而久之,人们的休息不能得到保证,尤其是在休息时,大脑仍处于亢奋状态,不能放松,易造成心悸、失眠、头脑发胀、心绪不宁等症状。最终诱发高血压、心脏病、心脑血管等病变。

易筋经首先讲究的是调理身心，做到松静自然。通常通过简易的动功功法练习，也就是通过外形的肢体运动，带动呼吸吐纳，增强体内代谢功能，达到内壮的效果。

二、易筋经十二式

预备式为两腿开立，头端平，口微闭，调呼吸。含胸，直腰，蓄腹，松肩，全身自然放松。

1. 第一式（韦驮献杵第一式）

两臂屈肘，徐徐平举至胸前成抱球势，屈腕立掌，指头向上，掌心相对（10 cm 左右距离）。此动作要求肩、肘、腕在同一平面上，合呼吸酌情做 8~20 次（图 4-1）。

诀曰：立身期正直，环拱手当胸，气定神皆敛，心澄貌亦恭。

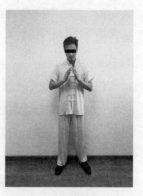

图 4-1　韦驮献杵第一式

2. 第二式（韦驮献杵第二式）

两足分开，与肩同宽，足掌踏实，两膝微松；两手自胸前徐徐外展，至两侧平举；立掌，掌心向外；吸气时胸部扩张，臂向后挺；呼气时，指尖内翘，掌向外撑（图 4-2）。反复进行 8~20 次。

诀曰：足趾挂地，两手平开，心平气静，目瞪口呆。

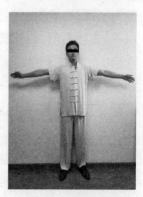

图 4-2　韦驮献杵第二式

3. 第三式(韦驮献杵第三式)

两脚开立,足尖着地,足跟提起;双手上举高过头顶,掌心向上,两中指相距3 cm;沉肩屈肘,仰头,目观掌背。舌抵上腭,鼻息调匀。吸气时,两手用暗劲尽力上托,两腿同时用力下蹬;呼气时,全身放松,两掌向前下翻。收势时,两掌变拳,拳背向前,上肢用力将两拳缓缓收至腰部,拳心向上,脚跟着地(图4-3)。反复8~20次。

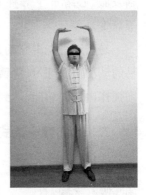

图4-3 韦驮献杵第三式

诀曰:掌托天门目上观,足尖着地立身端。力周腿胁浑如植,咬紧牙关不放宽,舌可生津将腭抵,鼻能调息觉心安。两拳缓缓收回处,用力还将挟重看。

4. 第四式(摘星换斗式)

右脚稍向右前方移步,与左脚形成斜八字,随势向左微侧;屈膝,提右脚跟,身向下沉,右虚步。右手高举伸直,掌心向下,头微右斜,双目仰视右手心;左臂曲肘,自然置于背后。吸气时,头往上顶,双肩后挺;呼气时,全身放松,再左右两侧交换姿势锻炼(图4-4)。连续5~10次。

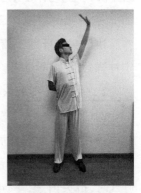

图4-4 摘星换斗式

诀曰:只手擎天掌覆头,更从掌内注双眸。鼻端吸气频调息,用力回收左右侔。

5. 第五式(倒拽九牛尾式)

右脚前跨一步,屈膝成右弓步。右手握拳,举至前上方,双目观拳;左手握拳;左臂屈肘,斜垂于背后。吸气时,两拳紧握内收,右拳收至右肩,左拳垂至背后;呼气时,两拳两臂放松还原为本式预备动作。再身体后转,成左弓步,左右手交替进行(图4-5)。随呼吸反复5~10次。

诀曰:两腿后伸前屈,小腹运气空松;用力在于两膀,观拳须注双瞳。

6. 第六式(出爪亮翅式)

两脚开立,两臂前平举,立掌,掌心向前,十指用力分开,虎口相对,两眼怒目平视前方,随势脚跟提起,以两脚尖支持体重。再两掌缓缓分开,上肢成一字样平举,立掌,掌心向外,随势脚跟着地。吸气时,两掌用暗劲伸探,手指向后翘;呼气时,臂掌放松(图4-6)。连续8~12次。

诀曰:挺身兼怒目,推手向当前;用力收回处,功须七次全。

7. 第七式(九鬼拔马刀式)

脚尖相对,足跟分离双足呈八字形;两臂向前成叉掌立于胸前。左手屈肘经下往后,成勾手置于身后,指尖向上;右手由肩上屈肘后伸,拉住左手指,使右手成抱颈状。足趾抓地,身体前倾,如拔刀一样。吸气时,双手用力拉紧,呼气时放松。左右交换(图4-7)。反复5~10次。

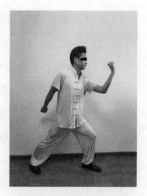

图4-5　倒拽九牛尾式

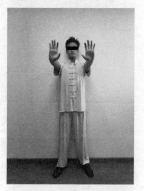

图4-6　出爪亮翅式

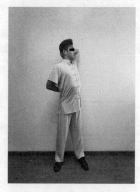

图4-7　九鬼拔马刀式

诀曰：侧首弯肱,抱顶及颈;自头收回,弗嫌力猛;左右相轮,身直气静。

8．第八式（三盘落地式）

左脚向左横跨一步,屈膝下蹲成马步。上体挺直,两手叉腰,再屈肘翻掌向上,小臂平举如托重物状;稍停片刻,两手翻掌向下,小臂伸直放松,如放下重物状。动作随呼吸进行,吸气时,如托物状;呼气时,如放物状,反复5~10次。收势时,两腿徐徐伸直,左脚收回,两足并拢,成直立状（图4-8）。

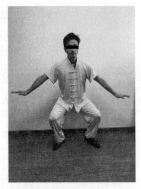

图4-8　三盘落地式

诀曰：上腭坚撑舌,张眸意注牙;足开蹲似踞,手按猛如拿;两掌翻起,千斤重有加;瞪目兼闭口,起立足无斜。

9．第九式（青龙探爪式）

两脚开立,两手成仰拳护腰。右手向左前方伸探,五指捏成勾手,上体左转。腰部自左至右转动,右手亦随之自左至右水平划圈,手划到前上方时,上体前倾,同时呼气;划至身体左侧时,上体伸直,同时吸气。左右交换,动作相反（图4-9）。连续5~10次。

诀曰：青龙探爪,左从右出;修士效之,掌气平实;力周肩背,围收过膝;两目平注,息调心谧。

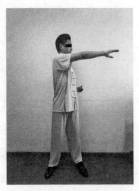

图4-9　青龙探爪式

10．第十式（卧虎扑食式）

右脚向右跨一大步,屈右膝下蹲,成右弓左仆腿势;上体前倾,双手撑地,头微抬起,目注前下方。吸气,同时两臂伸直,上体抬高并尽量前探,重心前移;呼气,同时屈肘,胸部下落,上体后收,重心后移,蓄势待发。如此反复,随呼吸而两臂屈伸,上体起伏,前探后收,如猛虎扑食。动作连续5~10次后,换左弓右仆脚势进行,动作如前(图4-10)。

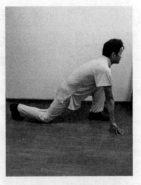

图4-10　卧虎扑食式

诀曰:两足分蹲身似倾,屈伸左右腿相更;昂头胸作探前势,偃背腰还似砥平;鼻息调元均出入,指尖着地赖支撑;降龙伏虎神仙事,学得真形也卫生。

11. 第十一式(打躬式)

两脚开立,脚尖内扣。双手仰掌缓缓向左右而上,用力合抱头后部,手指弹敲小脑后片刻。配合呼吸做屈体动作;吸气,身体挺直,目向前视,头如顶物;呼气,直膝俯身弯腰,两手用力使头探于膝间作打躬状,勿使脚跟离地(图4-11)。根据体力反复8~20次。

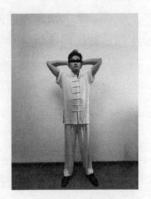

图4-11　打躬式

诀曰:两手齐持脑,垂腰至膝间;头惟探胯下,口更齿牙关;掩耳聪教塞,调元气自闲;舌尖还抵腭,力在肘双弯。

12. 第十二式(掉尾式)

两腿开立,双手仰掌由胸前徐徐上举至头顶,目视掌而移,身立正直,勿挺胸凸腹;十指交叉,旋腕反掌上托,掌心向上,仰身,腰向后弯,目上视;然后上体前屈,双臂下垂,推掌至地,昂首瞪目。呼气,屈体下弯,脚跟稍微离地;吸气,上身立起,脚跟着地;如此反复21次。收功时,直立,两臂左右侧举,屈伸7次(图4-12)。

诀曰:膝直膀伸,推手自地;瞪目昂头,凝神一志;起而顿足,二十一次;左右伸肱,以七为志;更作坐功,盘膝垂眦;口注于心,息调于鼻;定静乃起,厥功维备。

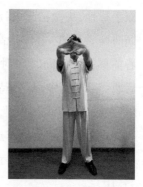

图4-12 掉尾式

第四节 练功十八法

练功十八法是一种简便易行而功效较好的锻炼方法,是根据中国古代民间流传的导引、五禽戏等编制的。这种功法对防治颈、肩、腰、腿病,以及某些慢性疾病具有一定的作用。练功十八法顾名思义,共有十八种方法,有"前十八法""后十八法"和"续十八法"。此功法可分为3个部分,每部分6式。前6式主要针对颈肩,中6式是主要锻炼腰,后6式则是针对腿。十八法动作简单易学,是一套有效预防和治疗颈肩腰腿痛的医疗保健操。

练功十八法要求动作要慢,每个动作尽量做到自己最大幅度(但不要勉强);同时配合呼吸,一般情况下动作向外的,伸展时呼气,回收时吸气。

一、颈项争力

开步:双腿屈膝,重心移到右脚,开左脚至与肩同宽,直膝。脚垂直向前,不要内八,也不要外八,前六式全部都是开步至与肩同宽。

腿直立,稍宽于肩,两手叉腰,大拇指向后,两脚尖稍外撇,双眼平视前方。身体保持正直,头向左转至最大限度,目视左肩,然后还原为预备姿势;头向后转至最大限度,目视右肩,再还原为预备姿势。体保持正直,抬头后仰望天空,然后还原为预备姿势;低头俯视地面,再还原为预备姿势(图 4-13)。

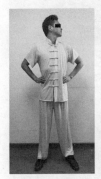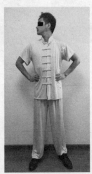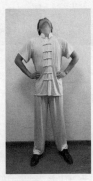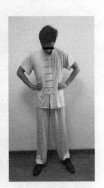

图 4-13 颈项争力

如此做 4~8 次,至颈部肌肉有酸胀感为度。

二、左右开弓

开步:开左脚至与肩同宽。

双手抱球置于胸前,两手掌都是略微斜向上的,手指放松不要太僵直。拇指内扣,双手握拳,眼看左手拉开至体侧,拳心向前,手臂要与地面垂直,两肩胛用力往后缩。眼看左手收回,抱球于胸前,回到预备姿势。右边动作基本一样,就是眼睛要看着右手。握拳,眼看右手拉开至体侧,两肩胛用力往后缩。眼看右手收回。

收势,双手直接从体前下落(图 4-14)。

如此做 6~12 次,至颈项、肩、背部肌肉出现酸胀感,并放射两臂肌群,同时胸部有舒畅感为度。

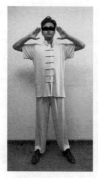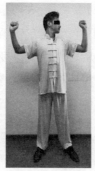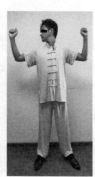

图 4 - 14　左右开弓

三、双手伸展

双手握拳,置于体侧,拇指在内,手臂与地面垂直,双臂放松。眼看左手上举,同时由拳变掌,到最高点时,要有种拔伸感。拇指内扣,双手握拳,眼看左手,用力下拉。低头,下巴尽量贴着胸,慢慢转到右边,看右手。重复左边动作,眼看右手,双手上举,握拳,眼看右手。

下拉收势:低头,下巴尽量贴着胸,转至左边,然后头直接转正。双手从体前下落(图 4 - 15)。

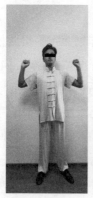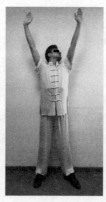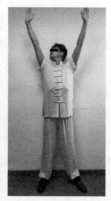

图 4 - 15　双手伸展

动作同上,但目视方向相反,4 个动作为 1 次,共做 6~12 次,至颈部有酸胀感为度。

四、开阔胸怀

开步:与肩同宽。

于小腹前叠掌,左手在上,眼看两手上举到最高点,眼看左手打开,下落至与肩同高时,翻掌,下落,同时头转正。右边,双手交叉,右手在上,眼看两手上举至最高(图 4-16)。

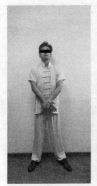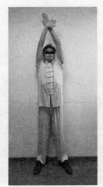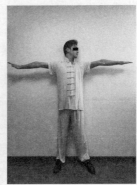

图 4-16　开阔胸怀

两个动作为 1 次,做 6~12 次,至颈、肩和腰有酸胀感为度。

五、展翅飞翔

开步:与肩同宽。

两手放于腰侧,在髂前上棘附近,平时叉腰的地方,掌心向上。两臂屈肘,经侧后成侧上举,手腕放松下垂,手背相对,肘稍高于肩。同时挺胸,眼看肘部。两臂下落,同时两手呈立掌,掌心相对,徐徐下按,经胸腹前至体侧,还原为预备姿势(图 4-17)。

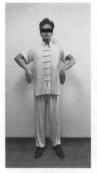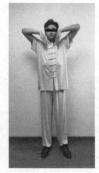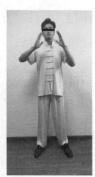

图 4 - 17　展翅飞翔

两个动作为 1 次,做 12~24 次,至颈、肩部和两肋有酸胀感为度。

六、铁臂单举

右手手背贴着左边肩胛骨,尽量往上。眼视左手上举,同时吸气。呼气,背屈腕,眼看左手手背。吸气,立掌,同时头转正,眼视前方,掌心向前。呼气,眼视左手从体侧下落,头转正,同时左手顺势移到右边。眼视右手上举,同时吸气。呼气,背屈腕,眼看右手手背。吸气,立掌,同时头转正,眼视前方。呼气,眼视右手从体侧下落,头转正。基本上手下落至肩的高度时,头就可以开始转正了(图 4 - 18)。

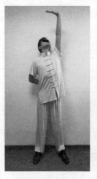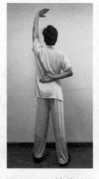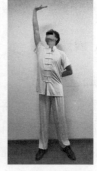

图 4 - 18　铁臂单举

两个动作为一次，做6~12次，至手臂上举托掌，至同侧颈、肩部出现酸胀感，并觉胸部舒畅为度。

七、双手托天

双脚并拢，两手自然垂于体侧，身体自然站立，目视前方。左脚开步至与肩同宽，两手于小腹前交叉，掌心向上。两手于体前缓缓上提，至胸前反掌，继续向上托至头顶，两手臂伸直，掌心向上。身体以腰为轴，先向左侧屈一次，至最大幅度，回正；再向左侧屈一次，回正。两手打开，于体侧下落，恢复预备姿势。接着打右边，与左边方向相反（图4-19）。

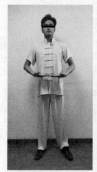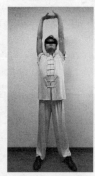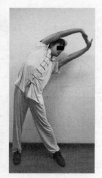

图4-19　双手托天

如此做6~12次，至颈和腰部产生酸胀感为度。

八、转腰推掌

双脚并拢，两手自然垂于体侧，身体自然站立，目视前方。先做左边，左脚向左开中步，略比肩宽。两手握拳附于腰间，拇指内扣。右手由拳变掌，向前推出，立掌，掌心向前；同时身体转向左边目视左方；同时左肘向左后方顶出，左掌仍置于腰部，然后还原为预备姿势。收时,右手由掌变拳收回放于腰间,同时身体回正,收回左脚。接着打右边,与左边方向相反(图4-20)。

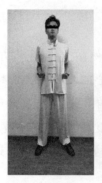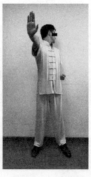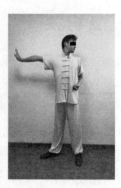

图4-20 转腰推掌

如此做6~12次,至腰、肩、颈、背有酸胀感为度。

九、叉腰旋转

双脚并拢,两手自然垂于体侧,身体自然站立,目视前方。左脚开步至与肩同宽,两手叉腰,拇指在前,四指在后。先沿顺时针方向环绕一周;再沿逆时针方向环绕一周。环绕时幅度由小到大,逐步达到最大限度(图4-21)。

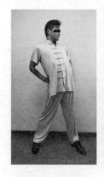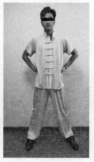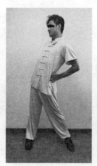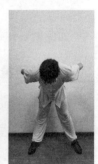

图4-21 叉腰旋转

如此做 6~12 次,至腰部有明显酸胀感为度。

十、展臂转腰

分腿直立,稍宽于肩,两手交叉于小腹前,手掌向内。两臂前上举,挺胸收腹,眼视手背,两臂经体侧下落,呈侧举状,上体尽量前屈,两腿伸直,两手交叉,手指尽量触地(图 4 - 22)。

如此 6~12 次,至腰部及两腿后肌群有酸胀感为度。

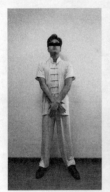
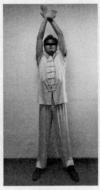
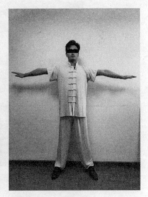
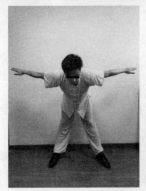
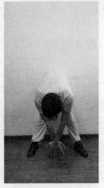

图 4 - 22 展臂转腰

十一、弓步叉掌

双脚并拢,两手自然垂于体侧,身体自然站立,目视前方。先做左边,左脚向左开大步,两手握拳附于腰间,拇指内扣。右手由拳变掌,向左方叉掌,同时身体向左转,呈左弓步,目视左方,右手拇指高度约与眉同高。收时,右手由掌变拳收回附于腰间,同时身体回正,直膝,脚回正。收回左脚(图4-23)。

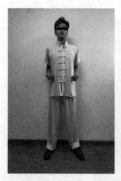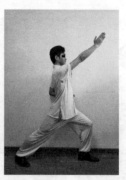

图4-23 弓步叉掌

如此做6~12次,至肩、臂、腰、腿有酸胀感为度。

十二、双手攀足

双脚并拢,两手自然垂于体侧,身体自然站立,目视前方。两手于小腹前交叉,掌心向上。两手于体前缓缓上提,至胸前反掌,继续向上托至头顶,眼视手背,两手臂伸直,掌心向上。头回正,身体屈髋向前,俯身向下,两手先放于脚尖前,再放于脚背,屈膝下蹲,目视前方。两手分开,于体侧向上滑,同时起身,恢复预备姿势(图4-24)。

如此做6~12次,至颈、腰及两腿后侧肌群有酸胀感为度。

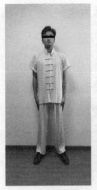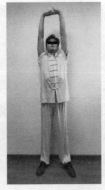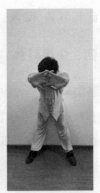

图4-24 双手攀足

十三、左右转膝

预备姿势：立正，上体前倾，双手扶膝，眼视前方。

两膝弯曲，沿逆时针方向环绕一次，然后再按顺时针方向环绕一次，两膝环绕时幅度要尽量大，腿向后方环绕时膝关节要伸直（图4-25）。

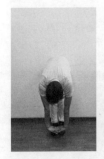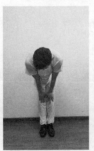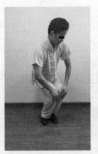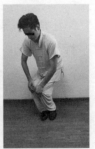

图4-25 左右转膝

注意： 每个八拍数到4、8的时候都要直膝，一个八拍转两圈。

如此练习 8~12 次,至膝关节有酸胀感为度。

十四、仆步转体

预备姿势:左脚向左开一大步,约三脚半宽,双手叉腰。

屈右膝,重心移到右边,膝朝前,左腿成仆步。身体向左转45°,眼看左足尖,不要低头。身体转正,直右膝,收左脚同时两手收回。换方向做 1 遍(图 4 - 26)。

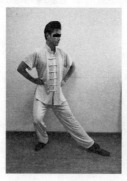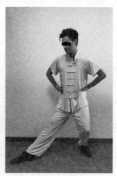

图 4 - 26 仆步转体

注意:屈膝时,膝盖朝向前方。转体时,上体保持正直,两脚平行不能移动。

如此做 6~12 次,至双腿内侧及股四头肌有酸胀感为度。

十五、俯蹲伸腿

预备姿势:立正。

身体前屈。两手扶膝,两腿打直,眼视前方。屈膝全蹲,指尖相对,两肘相平,眼视前方。两手掌从胫骨前下按至足背。伸直两腿,抬头。两手从体侧缓缓收回呈预备姿势(图 4 - 27)。

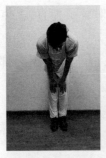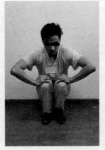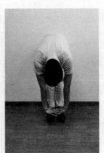

图 4-27 俯蹲伸腿

注意：两手下按时尽量贴住脚背。

如此练6~12次，至大腿前后肌群及膝关节有酸胀感为度。

十六、扶膝托掌

预备姿势：左脚向左开大步，两臂垂于体侧。

上体前屈，右手扶左膝。两腿屈膝成马步同时左臂经体前上举呈托掌，指尖朝后，眼视手背。上体前屈，两腿伸直，左手缓缓下落到右膝，与右手交叉，顺势右手从体前上举呈托掌，同时两腿屈膝呈马步，背挺直。收势时，交叉的两手收回体侧（图4-28）。

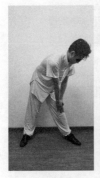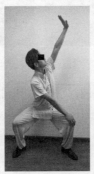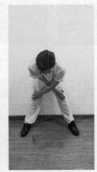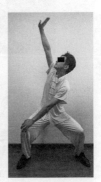

图4-28 扶膝托掌

注意：屈膝呈马步时背要挺直、托掌时臂要伸直，上体保持挺直。

左右互换，动作同上。如此做 4~8 次，至颈、肩、腰、腿部有酸胀感为度。

十七、胸前抱膝

预备姿势：立正。

立正，左脚前跨一步，右脚跟提起，脚尖点地，两臂经前上举，手心相对，抬头挺胸。

两臂经体侧下落时，双手紧抱右膝于胸前，左腿伸直，再还原为预备姿势。左右腿互换，动作同上（图 4-29）。

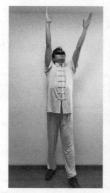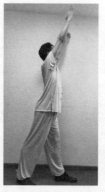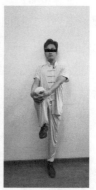

图 4-29　胸前抱膝

如此做 4~6 次，至支撑腿后肌群及被抱腿前肌群酸胀为度。

十八、雄关漫步

预备姿势：立正，两手叉腰。

左脚向前一步，右脚跟提起，抬头挺胸，重心前移至左腿。右脚跟着地,稍屈右膝,左脚跟着地,脚背向上背屈即翘脚尖,重心后移至右腿慢慢直膝,重心回来。右脚前进一步,左脚跟提起。屈左膝,重心后坐于左脚,右脚尖提起,眼视前方。重心缓缓回来,右脚向后退一步,重心移到右脚,右膝屈曲,左脚尖提起。重心缓缓回来,左脚向后退一步,重心移到左脚,左膝屈曲,右脚尖提起。重心缓缓回到中心,收回左脚,与右脚并拢(图4-30)。

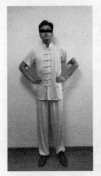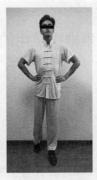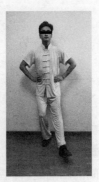

图4-30　雄关漫步

注意: 上体移动时保持正直,根据重心前后移动。

如此做6~8次,至左右腿及踝关节酸胀为度。

第五章

常用中医穴位篇

第一节　颈椎病常用的保健穴位

一、头部穴位

（一）风池

位置：在项部，当枕之下，与风府相平，胸锁乳突肌与斜方肌上端之间的凹陷处（即后颈部，后头骨下两条大筋外缘凹陷中，与耳垂齐平）（图5-1）。

按摩方法：双手四指分开，置于头后上部，这时两个拇指正好在头颈部两侧的凹陷处，用拇指使劲按压凹陷处直到有酸胀感，然后缓缓揉动。

功效：可以很好地改善脑部血液循环，使头脑清醒，消除头晕、头闷等症状。

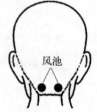

图5-1　风池

主治：头痛，眩晕，颈项强痛，目赤痛，目泪出，鼻渊，鼻衄，耳聋，气闭，中风，口眼㖞斜，疟疾，热病，感冒，瘿气。

（二）百会

位置：位于头顶正中央，两耳尖连线中点处（图5-2）。

按摩方法：用食指力度适中地按压百会，在按压的过程当中要注意持续对穴位用力,一般压到穴位局部有酸麻的感觉为佳,但是不要即刻停止,可以再持续按压 30 秒,也可延长到 1 分钟。

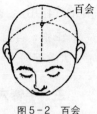

图5-2 百会

功效:坚持正确按摩可以缓解由颈椎病导致的头痛、头晕,精神紧张等症状。

主治:头痛,眩晕,休克,高血压,脱肛等。

二、肩部穴位

肩井、肩中俞

位置:肩井位于肩上,大椎(低头时摸到的颈部高骨,其下缘便是大椎穴)与肩峰(肩膀最外侧的骨骼高点)连线的中点,即乳头正上方与肩线的交接处。肩中俞位于第 1 胸椎棘突(大椎下面)旁 2 寸(图5-3)。

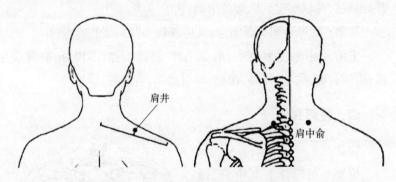

图5-3 肩井、肩中俞

按摩方法:按压这两个穴位时,可以用一手绕过胸前置于另一侧的肩上,然后用食指和中指并拢按揉。一般颈部功能障碍者会有明显的酸痛感,按揉后则感觉颈肩部轻松很多。

功效:祛风清热、活络消肿。对颈椎病患者的不适症状都具有治疗作用。

主治：肩背痹痛,手臂不举,颈项强痛,乳痈,中风,瘰疬,难产,诸虚百损。

三、手臂穴位

合谷、手三里

位置：合谷的简便取法是将一手的拇指横纹搭在另一手的虎口上,屈拇指时指端所按即是。手三里位于前臂背面桡侧,将肘弯曲呈直角,在肘横纹尽头处(曲池)下2寸(图5-4)。

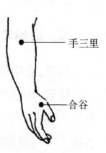

图5-4 手三里、合谷

按摩方法：按压合谷时注意按压时拇指应朝小指方向用力。而手三里可以用拇指弹拨的方法,即用手握住另一手臂,拇指从手三里按压并且划过,可以感觉到肌腱的滚动。

功效：既可通利头部阳经,又可减轻手臂局部的麻木感。

主治：偏瘫,手臂麻痛,肘挛不伸,腰疼不伸,不得卧,肩背疾患;腹痛齿痛,失喑,颊肿,瘰疬,眼目诸疾,舌痛等。

四、颈部穴位

缺盆

位置：在锁骨上窝中央,距前正中线4寸(图5-5)。

按摩方法：以左(右)手四指置于对侧耳下翳风(耳垂后方,耳后的凹陷处)处,沿胸锁乳突肌方向,按揉缺盆10~20次,注意动作

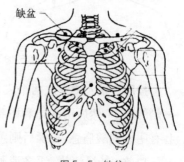

图5-5 缺盆

不宜太快和过重,两侧交替进行。

功效: 通经活络,解痉止痛。

主治: 咳嗽,气喘,咽喉肿痛,缺盆中痛,瘰疬。

第二节　腰椎病常用的保健穴位

一、命门

位置: 在腰部,当后正中线上,第 2 腰椎棘突下凹陷中(图 5-6)。

按摩方法: 站立或坐位,用一手或两手拇指指腹按住命门,感到有点酸胀感后揉动数十次。

功效: 接续督脉气血。

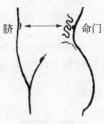

图 5-6　命门

主治: 虚损腰痛,脊强反折,遗尿,尿频,泄泻,遗精,白浊,阳痿,早泄,赤白带下,胎屡坠,五劳七伤,头晕耳鸣,癫痫,惊恐,手足逆冷。

二、肾俞

位置: 在腰部,当第 2 腰椎棘突下,旁开 1.5 寸(图 5-7)。

按摩方法: 按摩肾俞,让身体有酸胀感,每个穴位按摩 10 次。

功效: 外散肾脏之热。

主治: 遗尿,小便不利,水肿,遗精,阳痿,月经不调,白带,耳聋,耳鸣,咳嗽,气喘,中风偏瘫,腰痛,骨病。

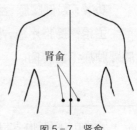

图 5-7　肾俞

三、夹脊

位置： 俯卧位。在背腰部，当第 1 胸椎至第 5 腰椎棘突下两侧，后正中线旁开 0.5 寸，一侧 17 个穴位（图 5-8）。

按摩方法： 用双手拇指沿脊柱两侧由上至下反复推揉 5 分钟，长期按摩，可防治腰背疾病。

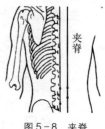

图 5-8 夹脊

功效： 调节脏腑、舒经活络。

主治： 主治范围较广。上胸部穴位治疗心、肺及上肢疾病；下胸部的穴位治疗胃肠疾病；腰部的穴位治疗腰、腹及下肢疾病。

四、环跳

位置： 在股外侧部，侧卧屈股，当股骨大转子最凸点与骶管裂孔连线的外 1/3 与中 1/3 交点处（图 5-9）。

按摩方法： 两手握拳，手心向内，两拳同时捶打两侧环跳穴各 50 下或者两手抱两膝搂怀后再伸直*，以此反复，一伸一屈共做 50 下。

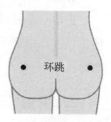

图 5-9 环跳

功效： 强健腰膝、益气壮阳、舒经活络、活血止痛。

主治： 腰胯疼痛，半身不遂，下肢痿痹，遍身风疹，挫闪腰疼，膝踝肿痛不能转侧。

---

* 环跳的穴位解剖体表定位为股骨大转子，髋关节活动时刺激到环跳。

五、承扶

位置： 在大腿后面，臀下横纹的中点（图5-10）。

按摩方法： 用大拇指弹拨承扶100～200次，每天坚持，能够治疗下肢疼痛。

功效： 燥湿生气、舒筋活络。

主治： 腰骶臀股部疼痛，痔疾。

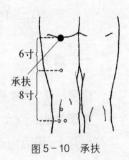

图5-10　承扶

六、委中

位置： 位于腘横纹中点，股二头肌腱与半腱肌肌腱的中间（图5-11）。

按摩方法： 用大拇指按揉委中100～200次，有助于治疗腰腹痛、头痛、恶风寒。

功效： 舒筋活络、散瘀活血。

主治： 头痛，恶风寒，小便不利，腰背痛，遗尿等。

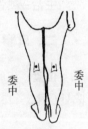

图5-11　委中

七、承山

位置： 位于小腿后面正中，委中与昆仑之间，当伸直小腿或足跟上提时腓肠肌肌腹下出现尖角凹陷处（图5-12）。

按摩方法： 按压该穴时用拇指，使指关节呈直角效果最好，按压时间2分钟即可。

功效： 运化水湿，固化脾土。

主治： 腓肠肌痉挛，脚部劳累，膝盖劳累，腰背痛，腰腿痛。

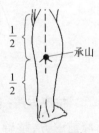

图5-12　承山

第三节 肩关节常用的保健穴位

一、肩井

位置：见"颈椎病常用的保健穴位"。

按摩方法：两人一方坐位，另一方用两手大拇指指腹按在大椎与肩井上，用力应由轻到重，逐渐加力，以有酸胀感为度。

功效：舒筋通络、滑利关节。

主治：项强，肩背痛，手臂上举不便。

二、肩髎

位置：在肩部，肩髃后方，当臂外展时，于肩峰后下方呈现凹陷处（图 5 - 13）。

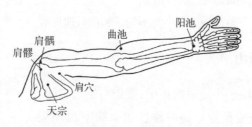

图 5 - 13 肩髎

按摩方法：两人一方坐位，另一方用右手大拇指指腹揉肩峰前下方，举臂时捏凹陷处的肩髎约 50 次，揉时以有酸胀感为度。

功效：舒筋通络、滑利关节。

主治：肩膀痛，肩关节活动障碍，偏瘫。

三、天宗

位置：在肩胛部，冈下窝中央凹陷处，与第4胸椎相平（图5-14）。

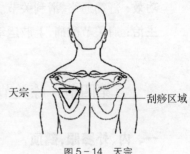

图5-14　天宗

按摩方法：两人一方坐位，另一方用右手拇指指端揉肩胛骨冈下窝中央的天宗，以达到酸胀感为度，约50次。

功效：舒筋通络、滑利关节。

主治：肩背酸痛，肩关节活动不便，颈强。

四、秉风

位置：在肩胛部，冈上窝中央，天宗直上，举臂有凹陷处（图5-15）。

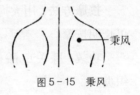

图5-15　秉风

按摩方法：两人一方坐位，另一方用右手拇指指腹揉肩胛骨冈上窝中央的秉风，以有酸胀感为度，约50次。

功效：舒筋通络、滑利关节。

主治：肩背酸痛，颈项强直，上肢冷痛。

五、肩内陵

位置：位于肩关节内侧喙突处。垂臂，在肩前腋前纹端与肩髃（在肩部三角肌上，臂外展，或向前平伸时，当肩峰前下方凹陷处）连线中点取穴（图5-16）。

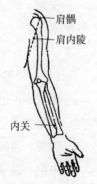

图5-16　肩内陵

按摩方法： 两人一方坐位，另一方用大拇指指腹揉对方肩内陵，以有酸胀感为度，约 50 次。

功效： 舒筋通络、滑利关节。

主治： 肩关节酸痛，上肢运动障碍。

第四节　膝关节常用的保健穴位

一、内、外膝眼，鹤顶

此三穴是治疗膝关节疼痛的特效穴位。

（一）内膝眼

位置： 正坐屈膝，在髌骨下方，髌韧带内侧凹陷处（图 5-17）。

按摩方法： 用大拇指指腹按揉 3~5 分钟。可长期按摩。

功效： 膝关节酸痛，腿痛及其周围软组织炎。

主治： 膝痛，腓肠肌痉挛，髌骨软化症，下肢麻木等。

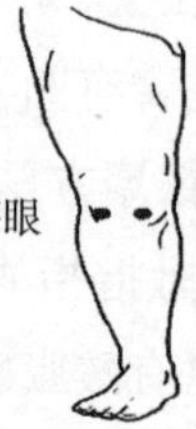

外膝眼　　内膝眼

图 5-17　内、外膝眼

（二）外膝眼

位置： 正坐屈膝，在髌骨下方，髌韧带外侧凹陷处（图 5-17）。

按摩方法： 用手掌小鱼际敲击 2~3 分钟。可长期敲击。

功效： 通经活络，消肿止痛。

主治： 膝关节炎，膝部神经痛或麻木，脚气，下肢瘫痪，足跟痛。

（三）鹤顶

位置：在膝上部,髌底的中点上方凹陷处（图5-18）。

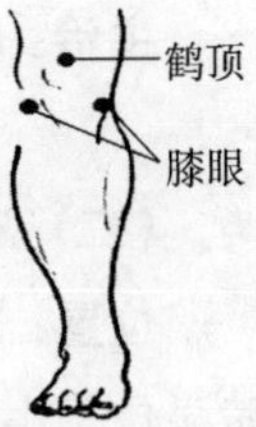

按摩方法：用大拇指指腹按揉3~5分钟。可长期按摩。

功效：下肢瘫痪,脚气,膝关节炎。

主治：膝痛,腿痛,鹤膝风,膝关节酸痛,腿足无力,下肢痿软,瘫痪。

图5-18　鹤顶

二、膝关节周围的一些特定穴

（一）血海、梁丘

位置：血海即在大腿内侧,髌底内侧端上2寸,前股四头肌内侧头的隆起处,屈膝取穴。梁丘即屈膝时,在大腿前面,髂前上棘与髌底外侧端的连线上,髌底上2寸处（图5-19）。

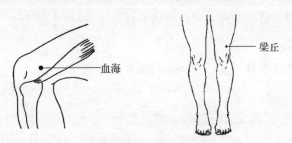

图5-19　血海、梁丘

按摩方法：用拇指朝大腿方向按压或揉按此两穴1分钟。要掌握好力道,以穴位有微微的酸胀感即可。

功效：刺激此两穴可有效增加股四头肌的血液供应,配合股四头肌锻炼可以防止肌肉萎缩,尤其对改善膝关节骨关节炎患者的抬腿无力、屈伸困难症状,效果显著。

主治：膝盖疼痛，股内侧痛，膝关节疼痛。

（二）阴陵泉、阳陵泉

位置：阴陵泉位于小腿内侧，胫骨内侧髁后下方凹陷处。阳陵泉位于小腿外侧，腓骨头前下方凹陷处（图5-20）。

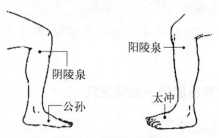

图5-20　阴陵泉、阳陵泉

按摩方法：拇指指端放于穴位处，先顺时针方向按揉2分钟，再点按半分钟，以酸胀为度。

功效：刺激此两穴可以疏通下肢经络，改善小腿无力、疼痛等异常感觉。

主治：半身不遂，下肢痿痹，麻木，膝膑肿痛。

（三）三阴交、足三里

位置：三阴交位于内踝高点上四横指处。足三里位于外膝眼下四横指处（图5-21）。

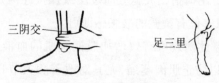

图5-21　三阴交、足三里

按摩方法：拇指按揉穴位，垂直用力，向下按压，按而揉之。其余四指握拳或张开，起支撑作用，以协同用力。让刺激达到肌肉组织的深层，产生酸、麻、胀、痛和走窜等感觉，持续数秒后，渐渐放松，如此反复操作数次即可。

功效：刺激此两穴可以令下肢有力，具有补益肝脾肾，健步强身的作用。

主治：腰痛，下肢痿痹，下肢不遂等。

第六章

颈椎病常用食疗篇

采用食物疗法不仅对疾病的治疗起到促进作用,而且还可以对身体起到保健作用,以下介绍几种治疗颈椎病的食疗方法。

第一节　葛根煲猪脊骨

原料:葛根 30 克,猪脊骨 500 克。

制法:葛根去皮切片,猪脊骨切段,共放锅内加清水适量,煲汤。饮汤食肉,常用有效。

功效:益气养阴,舒筋活络。适用于神经根型颈椎病。

第二节　桑枝煲鸡

原料:老桑枝 60 克,母鸡 1 只(约 1 000 克),食盐少许。

制法:鸡洗净,切块,与老桑枝同放锅内,加适量水,煲汤,调味,饮汤食鸡肉。

功效:补肾精,通经络。适用于神经根型颈椎病。

第三节 川芎白芷炖鱼头

原料：川芎 15 克，白芷 15 克，鳙鱼头 1 个，生姜、葱、盐、料酒各适量。

制法：川芎、白芷分别切片，与洗净的鳙鱼头一起放入锅内，加姜、葱、盐、料酒、水适量，先用武火烧沸后，改用文火炖熟。佐餐食用，每日 1 次。

功效：祛风散寒，活血通络。适用于经络痹阻型颈椎病。

第四节 生姜粥

原料：粳米 50 克，生姜 5 片，连须葱数根，米醋适量。

制法：生姜捣烂与米同煮，粥将熟加葱、醋，佐餐服食。

功效：祛风散寒。适用于太阳经络不利型颈椎病。

第五节 葛根五加粥

原料：葛根、薏苡仁、粳米各 50 克，刺五加 15 克。

制法：所有原料洗净，葛根切碎，刺五加先煎取汁，与余料同放锅中，加水适量。武火煮沸，文火熬成粥，加冰糖适量，调味食用。

功效：祛风，除湿，止痛。适用于风寒湿痹阻型颈椎病。

第六节 木瓜陈皮粥

原料：木瓜、陈皮、丝瓜络、川贝母各 10 克，粳米 50 克。

制法：将原料洗净，木瓜、陈皮、丝瓜络先煎，去渣取汁，加入川贝母（切碎），加冰糖适量即成。

功效：化痰，除湿，通络。适用于痰湿阻络型颈椎病。

第七节 参枣粥

原料：人参 3 克，粳米 50 克，大枣 15 克。

制法：将人参粉碎成细粉，粳米、大枣洗净后入锅，加水适量，武火煮沸，文火熬成粥，再调入人参粉及白糖适量。

功效：补益气血。适用于气血亏虚型颈椎病。

第八节 杭芍桃仁粥

原料：杭白芍 20 克，桃仁 15 克，粳米 60 克。

制法：先将杭白芍水煎取液 500 毫升，再把桃仁洗净捣烂如泥，加水研汁去渣，两汁液同粳米煮熟。

功效：活血，养血，通络。适用于气滞血瘀型颈椎病。

第九节 参芪龙眼粥

原料：党参、黄芪、桂圆肉、枸杞子各 20 克，粳米 50 克。

制法：将原料洗净，党参、黄芪切碎先煎取汁，加水适量煮沸，加入桂圆肉、枸杞子及粳米，文火煮成粥，加适量白糖即可。

功效：补气养血。适用于气血亏虚型颈椎病。

第十节 麦冬枸杞菊花饮

原料：麦冬 10 克、枸杞子 6 克、菊花 3 克。

制法：一起放入砂锅内，加入水后用文火煎沸，滤出药液，倒入盖杯中，分次饮用。

功效：健脾胃，生津止渴。适用于肝肾亏虚型颈椎病。

第十一节 当归黄芪茶

原料：当归 15 克、黄芪 30 克、红枣 15 克。

制法：将原料用清水泡洗干净，倒入锅中，注入适量清水，盖上锅盖，大火煮开后转中小火煮 20 分钟即可。

功效：补气开阳、活血补血。适用于气血亏虚型颈椎病。

第十二节　沙参玉竹红枣茶

原料: 沙参 10 克、玉竹 10 克、红枣 50 克。

制法: 将所有材料倒入锅中,注入适量清水,小火慢煲 1 个小时即可饮用。

功效: 滋阴润燥,养肺养肝,清热凉血。适用于气阴两虚型颈椎病。

第十三节　枸杞山药小米粥

原料: 小米 100 克、山药 80 克、枸杞子 20 克。

制法: 将所有材料洗净倒入锅中,注入适量清水,煮至汤汁黏稠,45 分钟左右即可。

功效: 补肾健脾,养肝明目,益肾固精。适用于肝肾亏虚型颈椎病。